これからの病院経営を担う人材
医療経営士テキスト

# 医療ガバナンス
医療機関のガバナンス構築を目指して

上級

内田　亨 編著

5

日本医療企画

■『医療経営士テキストシリーズ』刊行に当たって

# 「医療経営士」が今、なぜ必要か？

　マネジメントとは一般に「個人が単独では成し得ない結果を達成するために他人の活動を調整する行動」であると定義される。病院にマネジメントがないということは、「コンサートマスターのいないオーケストラ」、「参謀のいない軍隊」のようなものである。
　わが国の医療機関は、収入の大半を保険診療で得ているため、経営層はどうしても「診療報酬をいかに算定するか」「制度改革の行方はどうなるのか」という面に関心が向いてしまうのは仕方ない。しかし現在、わが国の医療機関に求められているのは「医療の質の向上と効率化の同時達成」だ。この二律相反するテーマを解決するには、医療と経営の質の両面を理解した上で病院全体をマネジメントしていくことが求められる。
　医療経営の分野においては近年、医療マーケティングやバランスト・スコアカード、リエンジニアリング、ペイ・フォー・パフォーマンスといった経営手法が脚光を浴びてきたが、実際の現場に根づいているかといえば、必ずしもそうではない。その大きな原因は、医療経営に携わる職員がマネジメントの基礎となる知識を持ち合わせていないことだ。
　病院マネジメントは、実践科学である。しかし、その理論や手法に関する学問体系の整備は遅れていたため、病院関係者が実践に則した形で学ぶことができる環境がほとんどなかったのも事実である。
　そこで、こうした病院マネジメントを実践的かつ体系的に学べるテキストブックとして期待されるのが、本『医療経営士テキストシリーズ』である。目指すは、病院経営に必要な知識を持ち、病院全体をマネジメントしていける「人財」の養成だ。
　なお、本シリーズの特徴は、初級・中級・上級の3級編になっていること。初級編では、初学者に不可欠な医療制度や行政の仕組みから倫理まで一定の基礎を学ぶことができる。また、中級編では、医療マーケティングや経営戦略、組織改革、財務・会計、物品管理、医療IT、チーム力、リーダーシップなど、「ヒト・モノ・カネ・情報」の側面からマネジメントに必要な知識が整理できる。そして上級編では、各種マネジメントツールの活用から保険外事業まで病院トップや経営参謀を務めるスタッフに必須となる事案を網羅している。段階を踏みながら、必要な知識を体系的に学べるように構成されている点がポイントだ。

テキストの編著は病院経営の第一線で活躍している精鋭の方々である。そのため、内容はすべて実践に資するものになっている。病院マネジメントを体系的にマスターしていくために、初級編から入り、ステップアップしていただきたい。

　病院マネジメントは知見が蓄積されていくにつれ、日々進歩していく科学であるため、テキストブックを利用した独学だけではすべてをフォローできない面もあるだろう。そのためテキストブックは改訂やラインアップを増やすなど、日々進化させていく予定だ。また、執筆者と履修者が集まって、双方向のコミュニケーションを行える検討会や研究会といった「場」を設置していくことも視野に入れている。

　本シリーズが病院事務職はもとより、ミドルマネジャー、トップマネジャーの方々に使っていただき、そこで得た知見を現場で実践していただければ幸いである。そうすることで一人でも多くの病院経営を担う「人財」が育ち、その結果、医療機関の経営の質、日本の医療全体の質が高まることを切に願っている。

『医療経営士テキストシリーズ』総監修
川渕　孝一

# はじめに

　医療機関の経営者が経営を考えるうえで、「ガバナンス」は重要なテーマの1つである。しかしながら、ガバナンスには広範にわたってさまざまな解釈があり、その適用分野も複数ある。したがって、ガバナンスを具体的にどのように医療機関に適用していけばよいかについて不明な点が多々あることも否定できない。本書では「ホスピタル・ガバナンス」という概念を基に、医療関係者がどのように医療機関のガバナンスに取り組めばよいかについて説明を試みているが、類似するような研究発表や書籍は今のところ数少ない。それは、医療関係者の多くがまだ本気で医療機関のガバナンスに取り組めていないという現実が存在するからであろう。

　本書ではガバナンスの言語学的意味から説明を始め、いくつかのガバナンスの概念、特にホスピタル・ガバナンスを考えるうえで参考とすべき「コーポレート・ガバナンス」について紹介する。その際、ガバナンスを理解するには、「マネジメント」という観点を今一度確認することが大切であることに気づくと思う。

　ホスピタル・ガバナンスという概念は、産業界のコーポレート・ガバナンスを参考にし、所有と経営のあり方の違いに注意しながら、非営利組織である医療機関に適用したものである。その概念自体の世の中への浸透は、まだまだであるが、ホスピタル・ガバナンスという概念が求める取り組みを実践している医療機関は、国内外に存在しており、その実践例についても紹介する。

　筆者は、医療機関における不祥事防止、さらには業績向上も視野に入れ、ホスピタル・ガバナンスの必要性を検討するための研究会を、2005（平成17）年に発足させた。そして、どのように病院経営の「舵をとるべきか」を考えてきた。そこで、ホスピタル・ガバナンスの概念を、「社会の公器にふさわしい医療サービスを提供するためにステークホルダー（利害関係者）を重視する病院経営を推進し、かつ推進内容および経営のチェック機能を有するシステム」と定義した。筆者は、医療機関のガバナンスを考えるうえで、その中心にホスピタル・ガバナンスの概念を位置づけることが、医療機関の経営を一歩前進させることに役立つと考えている。

　本書は医療経営士上級のテキストである。そのため、研究会の研究成果を盛り込みながら、多くの医療関係者に賛同してもらえるような内容に工夫したつもりではあるが、何か改善すべき点があれば、ご意見を広くお受けしたい。

　なお、昨今、ハウツー本の全盛で「○○をすれば、△△ができる」というような本が人気を博しているが、本書はそうしたハウツー趣向のものではなく、「真理の探求」的なテ

キストとして理解してほしい。本書で挙げた命題、事例から、最適なガバナンスのあり方を読者と一緒に考えていければ本望である。

内田　亨

# 目 次
contents

『医療経営士テキストシリーズ』刊行に当たって …………………………… ii
はじめに ……………………………………………………………………… iv

## 第1章 ガバナンスとは何か ………………………………… 1

1 ガバナンスの言語学的意味 ………………………………………… 2
2 ガバナンスの種類 …………………………………………………… 3
3 コーポレート・ガバナンスと医療機関のガバナンス …………… 4

## 第2章 コーポレート・ガバナンス ……………………… 5

1 コーポレート・ガバナンスの取り組みと高まる関心 …………… 6
2 コーポレート・ガバナンスの基準と定義 ………………………… 9
3 コーポレート・ガバナンスの実務 ………………………………… 11

## 第3章 欧米の医療機関におけるガバナンス … 17

1 医療機関におけるガバナンスの黎明 ……………………………… 18
2 ガバナンスの形成と日本の病院経営への適用 …………………… 23

## 第4章 ホスピタル・ガバナンスの理論 ⋯⋯ 25

1 ホスピタル・ガバナンスとは ⋯⋯⋯⋯⋯⋯⋯⋯⋯⋯⋯⋯⋯⋯ 26
2 ホスピタル・ガバナンスの要素 ⋯⋯⋯⋯⋯⋯⋯⋯⋯⋯⋯⋯⋯ 28
3 ホスピタル・ガバナンスにおけるITの活用 ⋯⋯⋯⋯⋯⋯⋯ 34
4 ホスピタル・ガバナンス推進のための自己点検マニュアル ⋯⋯ 36

## 第5章 ガバナンスを取り入れた病院経営の実践 ⋯⋯ 43

1 シンガポール国立大学病院の事例 ⋯⋯⋯⋯⋯⋯⋯⋯⋯⋯⋯ 44
2 フランス・マルセイユ国立大学病院の事例 ⋯⋯⋯⋯⋯⋯⋯ 48
3 美原記念病院の事例 ⋯⋯⋯⋯⋯⋯⋯⋯⋯⋯⋯⋯⋯⋯⋯⋯ 51
補説 最新事例研究　S病院の事例 ⋯⋯⋯⋯⋯⋯⋯⋯⋯⋯⋯ 55

# 第1章
## ガバナンスとは何か

**1** ガバナンスの言語学的意味
**2** ガバナンスの種類
**3** コーポレート・ガバナンスと医療機関のガバナンス

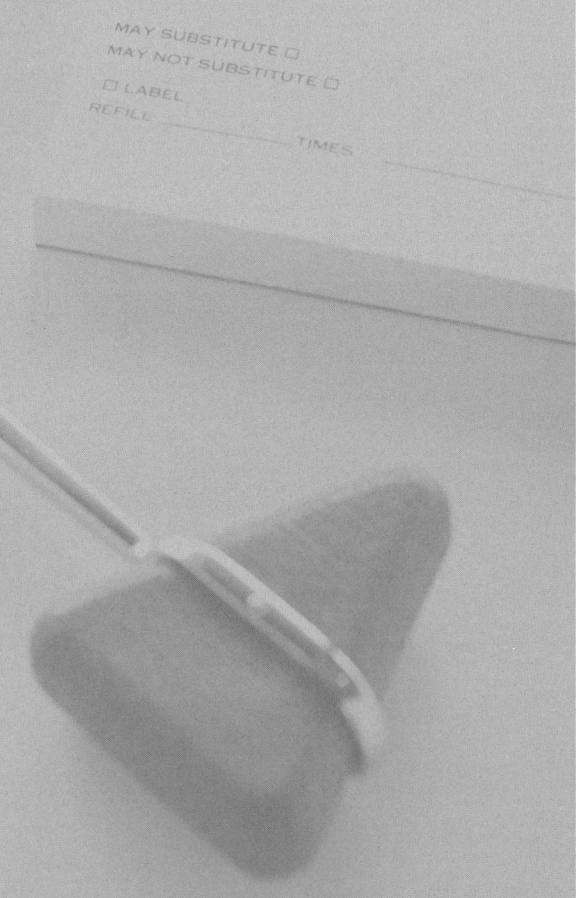

#  ガバナンスの言語学的意味

　本章では、ガバナンスの言語学的意味をまず説明し、いくつかのガバナンスの概念について概観する。特にコーポレート・ガバナンスについては、より細かい説明を次の第2章で展開する。医療機関は非営利組織であるため、営利組織で研究が進んでいるコーポレート・ガバナンスをそっくりそのまま適用するわけにはいかないが、ガバナンスという観点で医療機関が参考にすべき点は多々ある。

　ガバナンス「governance」という言葉は英語であるが、その語源をさかのぼると、ギリシャ語の「kybernan」にたどり着く。その意味は「船の舵をとる」ということである。ギリシャ語、ラテン語の流れをくむ現代フランス語では「gouverne」と綴るが、その意味は「行動の指針や規範、舵の役をする櫂、〔総称的に〕舵」のことである。「ガバナンス」は日本語では「統治」と訳されるが、本来の意味は「（行動の指針や規範などによって）舵をとること」である。

## 2 ガバナンスの種類

「ガバナンス」と一言でいっても、この言葉はさまざまな分野で使用されている。たとえば、「グッド・ガバナンス(パブリック・ガバナンス)」とは、民主主義や市場経済を円滑に機能させるのに必要な政策、法体系、組織の運営形態、組織同士や組織と市民との関係などを総称する言葉[*1]と定義づけられている。

また、次章で詳しく述べる「コーポレート・ガバナンス」という言葉が国内に広がると、情報産業の分野ではいち早くITという言葉にガバナンスをつけて「ITガバナンス」という言葉が生まれた。1999(平成11)年、当時の通産省がITガバナンスを「企業が競争優位性構築を目的に、IT(情報技術)戦略の策定・実行をコントロールし、あるべき方向へ導く組織能力」と定義づけている。

海外に目を向ければ、イギリスの産業界では、1990年代にコーポレート・ガバナンス改革が段階的に進んでいた。一方、医療においては、ブリストル王立小児病院事件が勃発した。由緒ある小児病院で心臓外科手術を受けた38人の子どものうち、20人が死亡しているのが発覚したのだ。これを契機にイギリスでは病院のガバナンス改革に火がつき、1998年に当時の首相であるトニー・ブレアが国民保健サービス(NHS:National Health Service)の改革に乗り出した。ブレア首相は、1992年に発表されたキャドベリー・レポート[*2]を基に「クリニカル・ガバナンス」という新しい概念を提起したのである。

---

[*1] 近藤誠一「グッド・ガバナンス」「OECDニュースリリース」、1999年
[*2] 1992年に発表された、取締役会の統制と報告機能および会計監査人の役割に重点を置いた報告書。委員長名のSir Adrian Cadburyを冠して「キャドベリー・レポート」と呼ばれる(土屋守章・岡本久吉『コーポレート・ガバナンス論──基礎理論と実際』)。

## 3 コーポレート・ガバナンスと医療機関のガバナンス

　一般的に医療機関は公共性という点で非営利組織とされ、提供される医療サービスと営利組織のサービスとは等しく考えられない部分がある。しかし、両者の経営の仕組みの基本は同じであり、コーポレート・ガバナンスには医療機関のガバナンスを考えるうえで参考とすべき点が多々ある。

　たとえば、不祥事防止に対しては、一部大企業のみならず、その他の大企業や中堅企業においても「コンプライアンス経営」を導入しているところが、かなりの割合を占めている。それは、コーポレート・ガバナンスの二大目的が経営の効率性向上と経営の健全性確保にあるからである。前者は従前から当たり前のこととして企業において実践されてきたが、後者については、不祥事が続出したことに対する経営者の危機感からコンプライアンス経営に脚光が集まったという経緯がある。したがって、医療機関で散見される不祥事に対しても、その防止策として企業におけるコンプライアンス経営が適用できるものと考えられる。

# 第2章
## コーポレート・ガバナンス

1. コーポレート・ガバナンスの取り組みと高まる関心
2. コーポレート・ガバナンスの基準と定義
3. コーポレート・ガバナンスの実務

# 1 コーポレート・ガバナンスの取り組みと高まる関心

## 1 日本におけるコーポレート・ガバナンスの変遷

　コーポレート・ガバナンスの変遷を戦前、高度成長期、バブル崩壊後の3つに分けて概観してみよう。

　札幌大学教授の汪志平は、戦前のコーポレート・ガバナンスについて次のように述べている。「戦前の日本の大企業では、財閥が支配しており、所有者によるガバナンスが機能していたといわれる」[1]。その後、企業の支配は従業員主権の構造になる。一橋大学名誉教授の伊丹敬之は、日本における1950年代から60年代にかけての状況を次のように述べている。「高度成長期、というのが従業員主権の発生と定着のシンプルなプロセスであろう」[2]。そして企業においては、従業員の代表が社長としてマネジメントを行うことになるのである。1990年代に入り、バブル崩壊とともに企業不祥事が続出する。たとえば、創価大学教授の佐久間信夫によれば、「1991年には、野村證券、日興證券による大口顧客への損失補填事件、富士銀行、東海銀行による不正融資事件などを内容とする『金融不祥事』が発覚し、イトーヨーカ堂や麒麟麦酒、第一勧業銀行などの総会屋への不正利益供与も相次いで発覚する」[3]。これらは、経営のチェックが機能不全に陥っているから起きたのである。A.T.カーニー日本法人会長の田村達也は、「これまで機能していたグループ経営、メインバンク、官僚指導など、外からの監視メカニズムが力を失っている一方、従業員集団の自己防衛本能が強く残り、必要性の明白な企業改革にもブレーキがかかる状況となっている」[4]と述べている。

　企業の不祥事が続出するなか、日本でコーポレート・ガバナンスの論議が実質的に始まったのは1994（平成6）年の「舞浜会議」においてであろう。この会議は、当時の日本興業銀行頭取の中村金夫の呼びかけで行われた。「舞浜会議」参加者代表の品川正治、牛尾治朗の両氏は、「当時まだ『コーポレート・ガバナンス』という言葉が耳慣れない状況下で、この問題について日本企業の経営トップがお互いに真剣にしかも本音で論議したのは、この研究会が日本で最初のことではないかと思う」[5]と述べている。そして、「『舞浜会議』の後、

---

[1]　汪志平『企業形態要論』中央経済社、2001年、p47
[2]　伊丹敬之『日本型コーポレートガバナンス』日本経済新聞社、2000年、p150
[3]　佐久間信夫・出見世信之『現代経営と企業理論』学文社、2001年、p170
[4]　田村達也『コーポレート・ガバナンス──日本企業再生への道』中公新書、2002年、p117
[5]　品川正治・牛尾治朗『日本企業のコーポレート・ガバナンスを問う』商事法務研究所、2000年、p1

日本コーポレート・ガバナンス・フォーラムが設立されることになり、中村金夫氏は早稲田大学の奥島孝康総長とともに共同理事長に就く」[6]。日本コーポレート・ガバナンス・フォーラムの研究テーマは「経営者の独断を許さず、一方で目先の利益のみを追求しがちな株主の専横を抑え、また、従業員には公正な競争の場と雇用の機会を与える。こうした理想を実現するための会社制度を考える」[7]というものである。

一方、早稲田大学大学院教授の寺本義也によれば、日本におけるコーポレート・ガバナンスの1990年代の動きとして、外国人株主比率の上昇により、企業情報に関する透明性の要求が高まった。そして、各団体（日本コーポレート・ガバナンス・フォーラム、経済同友会等）の提言がなされ、株主価値最大化が要求された。さらに、企業の業績低迷に伴いトップマネジメントのイノベーションの必要性が生じてきたのである[8]。

2002（平成14）年に入り、商法改正により、日本企業は米国型コーポレート・ガバナンスを選択できるようになった。これについて朝日新聞では次のように説明している。「米国型企業統治方式を選んだ場合、『指名』『監査』『報酬』の3つの委員会の設置とともに、業務執行を担当する執行役の設置も義務づけられる。また、取締役会に置かれる各委員会のメンバーは社外取締役が過半数を占めなければならない。このため、企業内のしがらみにとらわれずに経営陣を監視し、場合によっては刷新することが期待される」[9]。

しかし、わが国が推進した米国型コーポレート・ガバナンスは、エンロンやワールドコム事件によって、その信頼性が崩壊したと指摘する意見もある。

以上、わが国におけるコーポレート・ガバナンスの動向を「経営の監視」を中心に概観した。次に、わが国のコーポレート・ガバナンスの原則の一例を、「日本コーポレート・ガバナンス・フォーラム」の事例から見てみる。

## 2　コーポレート・ガバナンスの原則

日本コーポレート・ガバナンス・フォーラムは、もともと経済同友会の有志によって始められたものである。日本コーポレート・ガバナンス・フォーラムは、1998（平成10）年5月に「コーポレート・ガバナンス原則」を打ち立てた。その内容の中で、医療機関のような非営利組織に適用可能な基本的考え方は、次のようなものである。

①経営者は効率的な経営を推進する、②取締役会は、経営方針・戦略について意思決定し、業務執行者がヒト、モノ、カネなどの経営資源を用いて行う企業の経営を監督する（監督と執行の分離）、③監督とは、動機づけと監視である。

その後、2001（平成13）年10月に発表した「改訂コーポレート・ガバナンス原則」では、

---

[6] 品川正治・牛尾治朗『日本企業のコーポレート・ガバナンスを問う』商事法務研究所、2000年、p2
[7] 中村金夫・奥島孝康「日本コーポレート・ガバナンス・フォーラム」案内書、1994年11月
[8] 寺本義也他『新版 日本企業のコーポレート・ガバナンス』生産性出版、2002年
[9] 「米国型企業統治を導入　商法改正へ法制審議会、要綱案を決定」『朝日新聞』、2002年1月17日

業務執行者に対する規律づけを実効あるものにするため、監督機関の機能確保が重要視され、監督と業務執行の分離がうたわれている。これが、2002(平成14)年の商法改正における委員会等設置会社の導入につながった[*10]。

さらに、2006(平成18)年12月には「新コーポレート・ガバナンス原則」が公表された。ここでも監督と業務執行の分離を強く推奨し、監督機関である取締役会の機能について詳細に述べている[*11]。たとえば、次のような考え方が示されている。

①取締役会は、業務執行者の業績評価を定期的に行い、必要に応じて業務執行者の解職、その他所要の措置を講じる。
②独立性を有する社外取締役を採用する。
③取締役会の議長と社長ないしCEO(最高経営責任者)を兼任しない。

「新コーポレート・ガバナンス原則」では、従業員の役割についても言及している。その根底にあるものは、経営が従業員との協働活動であるという考えである。そのため経営者は、従業員との対話や従業員に対する情報開示など、経営理念、経営目標、経営方針ないし事業目的等について認識を共通にするための措置を講ずることが求められている。また、従業員は職務遂行にあたって法令・社内規程に適合する行動をとることを強く認識しなければならないとされている。なぜなら、従業員もこうした法令・社内規程を遵守しなければ、不祥事が発生しかねないからである。したがって、日本コーポレート・ガバナンス・フォーラムにおける「コーポレート・ガバナンス原則」は、経営者だけでなく、従業員にもコーポレート・ガバナンスを認識させることを推奨しているのである。そして、人事評価の項目にも、コンプライアンス(法令遵守)や企業倫理を尊重する項目を含めることをすすめている。

---

[*10] 「新コーポレート・ガバナンス原則」日本コーポレート・ガバナンス・フォーラム2006年12月5日公表資料、p3
[*11] 同上、pp10-11

# ② コーポレート・ガバナンスの基準と定義

## 1 コーポレート・ガバナンスの基準／コーポレート・ガバナンスとマネジメントとの違い

　大阪大学教授の本間正明は、「コーポレート・ガバナンスにおいて検討されるべき基準となるのは、企業経営の効率性、適法性、倫理性である」[*12]と述べている。これは後ろから前へ解釈していったほうがよいであろう。つまり、倫理感を持ち、自己の存在意義（raison d'être）を基盤とし、コンプライアンスに注意しながら、持てる経営資源を効率的に使って企業経営を行うことがコーポレート・ガバナンスの基準となるのである。

　一方、コーポレート・ガバナンスとマネジメントの違いは、どこにあるのだろうか。その答えとしては、コーポレート・ガバナンスがマネジメントの上位概念であると考えればよいだろう。寺本は「『マネジメント』とは、企業の目的を達成するためのさまざまな戦略や戦術の選択と実行に関わっている。それに対して『ガバナンス』とは、企業の目的そのものの決定に関わる制度であり、経営が適切に行われているかどうかをチェックする制度である」[*13]と述べている。

　こうしたコーポレート・ガバナンスの基準や、コーポレート・ガバナンスとマネジメントとの違いを踏まえつつ、コーポレート・ガバナンスの定義を次節以降で概観する。

## 2 コーポレート・ガバナンスの定義

　経済企画庁経済研究所総括主任研究官の田中正継は、日本におけるコーポレート・ガバナンスの定義を次の2つに分類している。第一は企業と株主の関係としてとらえるもの、第二は企業とステークホルダーの関係、すなわち企業と株主を含む利害関係者の関係としてとらえるもの、である[*14]。そのうえで田中は、後者の日本的な思考に基づき、コーポレート・ガバナンスの定義を「企業の利害関係者が、自己の利害に基づいて、自己の利益に合致する経営を行わせることを目的として、何らかの手段によって、経営者の意思決定に影

---

[*12] 本間正明「コーポレート・ガバナンス」(やさしい経済学)『日本経済新聞』、1994年2月5日〜11日
[*13] 寺本義也他『日本企業のコーポレート・ガバナンス』生産性出版、1997年、p58
[*14] 田中正継「日本のコーポレート・ガバナンス──構造分析の観点から」「経済探究の視点シリーズ第12号」経済企画庁経済研究所、1998年、p3

響力を及ぼすことである」としている[*15]。

　一方、コーポレート・ガバナンスを企業と株主、または企業とステークホルダーという関係性でとらえるのではなく、機能としてとらえると、次の2つに分類できる。第一は経営の監視・規律としてとらえるもの、第二は経営の効率性としてとらえるもの、である。前者では、たとえば寺本は、「健全で強い企業を創るための経営の監視と規律づけ」[*16]、神戸大学教授の加護野忠男は、「経営者の任免・牽制・誘導を通じて、健全で活力のある企業経営を生み出すための制度と慣行」と定義づけている。後者では、一橋大学教授の伊藤秀史は、「コーポレート・ガバナンスとは、企業が効率よく運営されるためには、株主、債権者、従業員などの企業のさまざまな利害関係者の間で、どのように権限と責任が配分されることが必要かを議論する命題である」[*17]と定義づけている。

　上記のとおり、コーポレート・ガバナンスの定義はさまざまな視点から語られることが多く、その定義も多数存在している。

---

[*15] 田中正継「日本のコーポレート・ガバナンス──構造分析の観点から」「経済探究の視点シリーズ第12号」経済企画庁経済研究所、1998年、p3
[*16] 寺本義也他『新版 日本企業のコーポレート・ガバナンス』生産性出版、2002年
[*17] 伊藤秀史『日本の企業システム』東京大学出版会、1996年

# 3 コーポレート・ガバナンスの実務

## 1 コーポレート・ガバナンスの組織構造

　コーポレート・ガバナンスにおける組織構造の基本は、経営における「監督と執行の分離」である。もちろん、経営者が倫理的に正しく、高潔で有能ならば、社会的にも適切な経営が行われ、効率化による企業価値の最大化が実践されるだろう。その場合、経営者の監督など必要ないかもしれないが、どんな優秀な経営者でも、間違いを犯すし、失敗もすると考えるべきである。こうしたリスクを考えると、経営者に対する監督があれば、そのリスクを最小限に食い止めることができるかもしれない。したがって、経営者による執行と経営者に対する監督の分離という組織構造が唱えられるのである。しかしながら現実には、この監督と執行の分離の実践は難しい。

　1997（平成9）年6月、ソニーは執行役員制度を導入した。その組織構造は、取締役会から業務執行機能を切り離す「監督と執行の分離」であり、取締役会の意思決定の迅速化と監督機能の強化を促進することが目的であった[18]。この執行の分離は、執行役員制度という新しいガバナンス構造を生んだ。執行役員制度の導入によって、同社の取締役はグループ全体の戦略の策定と個々の事業の監督、モニタリング（監視）に専念し、執行役員が担当する事業の戦略策定と遂行に責任を持つことになった[19]。ソニーのコーポレート・ガバナンス改革の2年後の1999（平成11）年6月には、上場企業だけで205社が執行役員制度を導入した[20]。しかし、取締役と執行役員との役割や権限の分担があいまいになっているという話も少なくなく、100％機能していると断言するのは難しいようである。さらに、組織構造として監督と執行が分離されていても、取締役の大部分が執行役員を兼務している場合も多く、取締役は意思決定機能と業務執行を監視・監督する機能をそれぞれ十分に果たすことができないとも言われる。

　なお、コーポレート・ガバナンスといっても、ガバナンスを意識して経営に取り組んでいる企業は、株式を公開している大企業が中心である。そうした大企業には株主重視経営という観点から、米国型のコーポレート・ガバナンスを導入したという経緯があり、法的

---

＊18　寺本義也他『新版　日本企業のコーポレート・ガバナンス』生産性出版、2002年
＊19　同上
＊20　土屋守草・岡本久吉『コーポレート・ガバナンス論——基礎理論と実際』有斐閣、2003年

に委員会等設置会社を選択することができ、経営における監督と執行の分離に工夫ができる。ただし、委員会等設置会社を選択するのは一部の大企業であり、その他の大企業や中堅企業は執行役員制度の採用程度にとどまっているのが一般的である。また前述したように、執行役員制度も監督と執行を分離した方式になっているかというと、現実には取締役と執行役員を兼任する例が多く、一部には取締役減らしのために導入された制度ではないかと指摘する意見も多い。

## 2　コンプライアンス経営

　コーポレート・ガバナンスの二大目的が経営の効率性向上と経営の健全性確保であり、後者においてコンプライアンス経営を導入・適用している企業は、大企業を中心にかなりの数にのぼると推察される。また、大企業のレベルには至らないものの、身の丈に合わせた取り組みを実施している中小企業も増加傾向にある。

### (1) コンプライアンス経営とは

　コンプライアンスという言葉は一般的に「法令遵守」と訳されるが、コンプライアンス経営を「法令遵守経営」という訳語にすると、コンプライアンス経営の意味が正確に伝わらない。

　たとえば、企業の社会的責任についてピラミッド・モデルを1973年に発表したアメリカのジョージア大学教授であるA.B.キャロルによれば、企業の社会的責任には一番基本的なものとして経済的責任があり、その上位にコンプライアンスと倫理的責任が位置づけられている。すなわち、企業には社会的存在として製品・サービスを社会に供給し、一方で雇用を守り、税金を払うという経済的責任があり、そのためには、コンプライアンスと倫理的責任に注意を払うべきである。そして前者は社会から義務づけられ、後者は社会から期待されていると、キャロルは説明している。

　したがって、コンプライアンス経営というのは、単に法令に違反しなければよいということではなく、社会から期待されている倫理的責任を積極的に果たそうとする姿勢が求められているのである。

### (2) 企業不祥事の逆スパイラル

　コンプライアンス経営は経営の健全性を確保するためのものであるが、なぜこれほどまでに企業社会に浸透したかといえば、そこには企業不祥事の逆スパイラル現象が続出したという理由がある。その多くは内部告発に始まり、営業停止や経営破綻という最悪の事態を招くケースも少なくない。

　すなわち、企業の不祥事が発覚すると、顧客離れ→売上の減少→利益の減少→資金繰り

悪化→社員の士気の低下→経営の動揺、という逆スパイラルが比較的短時間のうちに生じるのである。社会の成熟もあり、不祥事企業に対する社会的な責任追及は以前とは比較しがたいほど厳しいものとなっている。

企業においては、コンプライアンス委員会という名称の委員会を設置し、法令遵守の浸透促進のための社内ガイドラインの作成や社員教育を通じて、不祥事の発生防止に努めている。

## 3 ディスクロージャー

ディスクロージャー（情報開示）は、コーポレート・ガバナンスの前提条件という位置づけである。なぜなら、まず企業自らが情報を開示し透明性を高めないと、外部から企業経営の監視をすることができないからである。しかも株主は、経営者に企業経営を任せているのであり、経営状況を知る権利がある。逆に、放漫経営を見逃し、企業が倒産すれば、株主の自己責任となる。したがって、ディスクロージャーに関する適切な制度をつくるだけでなく、経営者が積極的に情報開示を行うようになるインセンティブの整備が必要である。これによって、経営者の正当な業績評価が行われ、経営者の側にも経営効率化を進める誘因が生じるのである。

一方、ディスクロージャーは株主のためだけではない。株主以外のステークホルダー（利害関係者）も、製品情報などの必要な情報が提供されることによって、製品に関心を持つだけでなく、積極的な問い合わせをするようになる。そして、ユーザーによる製品の改良の要望に企業が誠実に応えていくことで、企業とユーザーの間に相互理解が生まれる。理解が深まったユーザーは、よりいっそう、その企業や製品に関して興味を持ちファンになることも考えられる。

## 4 ステークホルダー

ステークホルダーとは、アメリカのヴァージニア大学教授であるR.E.フリーマンによれば、「組織の目的達成に影響を与える、あるいは与えられる団体または個人である」[21]。企業にとってのステークホルダーを具体的に挙げると、株主、顧客、従業員、サプライヤー（供給者）、地域住民、行政、環境などである。

---

＊21　Freeman, R.Edward、Strategic Management：A Stakeholder Approach（Pitman Series in Business and Public Policy）Pitman Publishing, 1984

## 5 ステークホルダー・ダイアログの推進とその可能性

　次に、「ステークホルダー・ダイアログ」における「ダイアログ」とは、どういった意味を持つのであろうか。ダイアログは英語で「dialogue」と綴るが、もともとはギリシャ語の「dialogos」に由来する。「dia」とは「通して」[22]、また「logos」とは「話す」、「話を交わす」という意味である。したがって、原語では「話を通して」といった意味になる。この言語学的意味を念頭に「ダイアログ」および「ステークホルダー・ダイアログ」の概念を先行研究から探索してみると、たとえば、マサチューセッツ工科大学組織学習センターのW.アイザックスは次のように定義づけている。「ダイアログとは、相互作用あるいは相互学習を起こし、お互いを強固な理解に発展させるための方法である」[23]。また、「持続可能な発展のための世界経済人会議（World Business Council for Sustainable Development：WBCSD）」によれば、ステークホルダー・ダイアログとは、「変革を強力に引き起こすもので、透明性の向上、情報の共有化を促進するもの」[24]である。さらに、ペンシルバニア大学の教授であるL.コリンらは次のように述べている。「企業では、従業員、株主、投資家、消費者、公的機関、NGO等と相互作用するようなステークホルダーとの関係が、長期的な戦略に影響することがわかってきた。有効な経営をするには、ステークホルダーとの積極的な関係が不確実さにつながるリスクを最小限にすることになる」[25]。

　このような先行研究からステークホルダー・ダイアログとは、相互理解、相互作用、変革を起こし、長期的な戦略の策定やリスクの最小化に役立つものと思われる。

　また、イギリスの研究所のレポートには、「組織が、多様なステークホルダーの特性を明確にし、各々とコンタクトを取り、ダイアログを実現するためには、さまざまなコミュニケーションメカニズムを要する」[26]と述べられている。

　企業ではこのステークホルダー・ダイアログを実施するため、市民への工場見学会や環境報告書の説明会を行ったり、NGOや有識者を集めた意見交換会を開いたりしている。企業におけるステークホルダー・ダイアログが注目されるようになったのは、企業を取り巻く関係者から信頼を得ると同時に、彼らへの説明責任を果たすためである。企業を取り巻く関係者からの質問に誠実に応えることによって、彼らから理解と信頼が得られるのである。たとえば、自動車関連企業のデンソーは「環境社会懇談会・オープンハウス」において、工場見学を含む1泊2日の会合を2003（平成15）年から毎年開催している[27]。取

---

[22] D.Ernest Kein, A comprehensive Etymological Dictionary of the English Language, Elsevier Publishing Company, 1966
[23] Isaacs, W. Dialogue：The Art of Thinking Together, Crown Business 1999
[24] World Business Council for Sustainable Development, Stakeholder Dialogue：The WBCSD's Approach to Engagement, 2002
[25] Linda Collins et Sam Usher, "Project pascalea-public and stakeholder consultation in developing high-profile corporate environmental strategy", Corporate Social Responsibility and Environmental Management June 2004
[26] A Swift, DL Owen, C Humphrey, "The Management Information Systems Dimensions of Social Accounting and Accountability", Chartered Institute of Management Accountants Research Report, 2001
[27] 「攻めの対話力」『日経エコロジー』、2006年8月号

引先、NPO、専門家、企業関係者、学生といった多様なステークホルダーと意見交換をすることによって、参加者のデンソーへの印象度は向上している。また、参加者による問題点の指摘を真摯に受け止め、解決にいたる事項も見受けられる。

　こうした企業の事例からうかがえるように、ステークホルダー・ダイアログの推進が、企業改革の可能性を広げると思われる。

## 6　コーポレート・ガバナンスの評価指標

　国内においては、日本コーポレート・ガバナンス研究所が「コーポレート・ガバナンスインデクス」という評価指標を作成している。評価するカテゴリーは4つに大別されている。具体的には、①企業目標と経営者の責任体制、②取締役会の公正と経営監督機能、③経営者の執行体制、④企業経営の透明性——である。同研究所は、コーポレート・ガバナンスインデクスのポイントが高い企業と低い企業を比較し、ポイントの高い企業の業績が低い企業より良いことを明らかにしている。

　一方、海外においては、金融情報・分析サービス会社であるスタンダード＆プアーズ社が「Transparence & Disclosure Index」という評価指標を作成している。同インデクスでは、透明性と情報開示をコーポレート・ガバナンスの主要要素としていることがうかがえる。評価するカテゴリーは、①所有構造と投資家権利、②財務的透明性と情報開示、③取締役会の構造とプロセス——の3つに分かれている。同社は、この指標を使って全世界1,500社を評価した。その結果、欧米企業に比べて、アジアやラテンアメリカの企業の透明性や情報開示度が低いことが明らかにされた。

　こうしたコーポレート・ガバナンスの評価指標をそのままホスピタル・ガバナンスに適用することはできない。しかし、病院にも企業同様、こうしたガバナンスの評価指標があってもおかしくない時期にきているのではないだろうか。

# 第3章
## 欧米の医療機関におけるガバナンス

**1** 医療機関におけるガバナンスの黎明
**2** ガバナンスの形成と日本の病院経営への適用

# 1 医療機関におけるガバナンスの黎明

　本節では、医療機関におけるガバナンスが注目されるようになった経緯を欧米の事例から紹介する。

## 1 アメリカにおける地域病院の事件

　アメリカの医療業界の構造変化は1980年代から始まった。すなわち、出来高払いから包括払いへの移行やマネジドケアの登場により、病院間の競争が激化したのである。その一方で、多様なステークホルダーが医療サービスの改革を病院経営に要求する動きも活発化した。
　1991年に起きたアメリカ・マサチューセッツ州の地域病院であるバークショアヘルスシステムの理事会リコール事件は、ガバナンスを考えるうえで大変興味深い。アメリカでは、地域病院が赤字を出すと、その補填には市民の税金があてられる。したがって、地域病院の理事は市民によって選出される仕組みになっている。バークショアヘルスシステムの事件では、理事会メンバーの報酬額の高さや慈善基金の不審な使用を理由にメンバーの半分が改選されたのである。
　バークショアヘルスシステムの事件は、医療業界の構造変化のなかで、社会の公器としての病院と社会の関係性を見直す必要があることを問いかけ、アメリカにおける医療機関のガバナンス研究を促進させるきっかけとなった。現在、アメリカにおいては単にガバナンスのあり方の調査・研究にとどまらず、ガバナンスの構築方法についても研究が進められている。

## 2 フランスにおける公的病院の改革

### (1)「病院2007計画」の背景

　フランスの医療費は、日本に先んじての高齢化や医療技術の発達、さらには国民の医療に対する期待度の高まりを背景として、年々増大していた。ただし、フランスでは病床数全体の3分の2を占めるのが公的病院（国立病院、国立大学病院等）であるという点は、日本とは状況が異なり、「病院2007計画」も公的病院の改革を中心として進められた（表3-1）。
　1980年当時、フランスのGDPに占める医療費支出の割合は7％台半ばで、他のEU諸国の平均的な数字であった。しかし、2002年には10％に近づき、他のEU諸国と比べて

表3-1　フランスにおける病院数および病床数（2007年）

|  | 公的病院 | 私的病院 | 病院合計 |
|---|---|---|---|
| 病院数 | 972 | 1,800 | 2,772 |
| 病床数 | 283,648 | 153,890 | 437,538 |

出典：Institut national de la statistique et des études économiques
《 Établissements de santé ayant des capacités d'hospitalisation 》

極端に医療費支出が増えている。また、75％の公的病院が赤字である。そのため2003年に、医療費の削減を目指すべく「病院2007計画」がスタートしたわけであるが、その背景には国家としての危機感があったのである。

同計画は「病院組織の経営刷新」と、刷新の効果を上げるための「外部環境の整備」で構成されている。ここでは、ガバナンスという観点から両者を特に分離することなく整理し、その概要を紹介することにする。

## (2) 官僚的思考からマネジメント思考へ

### ①医療費の削減

医療費の削減の基本は、公的病院に対するマネジメント思考の浸透であるというのがフランス政府の考え方である。公的病院から官僚的思考を取り払い、マネジメント思考へ誘導する政府の取り組みは、既に1980年代から活発化している。フランス政府は、「病院のトップは『アントレプレナーシップ』[*1]を持たなければならない」と繰り返し表明し、各種検討を経て、1991年に病院法を大幅に改革している。マーケティング思考、医療の質向上のためのサークル設置、中期経営計画の導入等により古い体質を打破しようとしたのである。しかし、官僚的組織風土が定着している公的病院では、素直には受け入れられなかった。その結果、医療費はその後も増え続け、21世紀に突入したのである。

2003年、遂にフランス政府は大きな方向転換を図った。従来、政府に集中していた権限と責任を現場に委譲して、限りある原資を現場が自分で考えてやりくりするように仕向けたのである。公的病院は、ここにおいてマネジメント思考を受け入れ、限りあるヒト・モノ・カネのリソースを有効活用せざるを得ない責任を持たされることになった。すなわち、「医療費の適正化について、一生懸命やっている病院にはそれなりの予算を与えましょう。そうでない病院の予算は削りましょう」ということがルール化されたのである。これにより、当然のことながら活動状況に合わせた予算配分が行われるようになり、「マネジメント」という概念が徐々に定着していったのである。

医療費の削減の一環として、医薬品や材料、備品などの購買方法の再考も見逃せない。それ

---

＊1　一般的に「起業家精神」と訳されるフランス語。

以前の公的病院では、私的病院の2割も高く購買していたという指摘もある。フランス政府が、落札の平等性や取引の透明性を確保するために定めた「公的取引法令」に対して、公的病院が過剰に反応した結果、経済性を軽視し、事務的な購買を続けていたことが、その病巣である。そこで、法の改正によって手続きの簡素化を図り、経済性をも考慮した購買方法に刷新した。これにより、公的病院が私的病院と変わらない購買価格を目指すことを可能にしたのである。

②組織改革

フランスの公的病院においては、組織の活発化のため、新たな組織として運営委員会が設置された。運営委員会は、病院長[*2]を委員長として、医師と専門経営者であるディレクター[*3]によって構成されている。医療と経営のバランスをとるため、医師と専門経営者の比率は半々になっている。この運営委員会が経営戦略を立て、個々の課題への対応方針を決め、中期経営計画を推進していくのである。診療科ごとの予算分配等の情報は共有化され、具体的な措置として医療費の削減努力が続けられることになった。

その結果、医療現場では、従来、診療科別に蔓延していた悪しきセクショナリズムも薄れてきた。具体的な対策としては、複数の診療科をマネジメントする診療科横断部門を配置し、その長には、医師の中から選ばれた「診療部門長」がなっていることが挙げられる。診療部門長はマネジメント能力が求められ、診療科横断的な視点から診療科を統率することを期待されている。診療部門長は、先述した運営委員会と診療科長の間に位置し、運営委員会によって決められた戦略やコスト管理等を診療科長に徹底させる一方で、診療現場にいる診療科長の意見を運営委員会に伝え、相互の一体感を醸成する役割を担っている（図3-1）。

## (3) グループプロジェクトによる改革の推進

「病院2007計画」の推進のために、フランス政府はグループプロジェクトを結成した。同プロジェクトは地方のさまざまな施設を巡回して、各ステークホルダーにヒアリングを行った。そこから得られた意見をまとめて、将来の法律作成の基になる案を出すのが重要な役割であった。

このグループプロジェクトには2つある。1つは「公的病院を考えるグループプロジェクト」であり、もう1つが「大学病院を考えるグループプロジェクト」である。前者は、①予算制度、②委員会の再構築、③診療科ごとのセクショナリズム回避と医師マネジャーの配置、④経営成果向上を促進する職員と医師の連携強化、⑤購買方法の再考——の5点について新しい枠組みを用意し、フランスの公的病院の改革を目指している。後者の目的は、大学病院の使命である臨床・教育・研究のあり方を革新させることである。

こうしたグループプロジェクトは2010年現在、結果の評価と次なる「病院計画」の礎となっている。

---

[*2] 病院長：フランスの公的病院の院長は、ディレクターの中から選ばれる。
[*3] ディレクター：ディレクターは元々、財務的管理を役割としていたが、1970年12月31日の法によって、経営の裁量権を与えられた。なお、ディレクターは医師免許の必要はなく、その多くが病院経営を専門に学んだ上級公務員である。

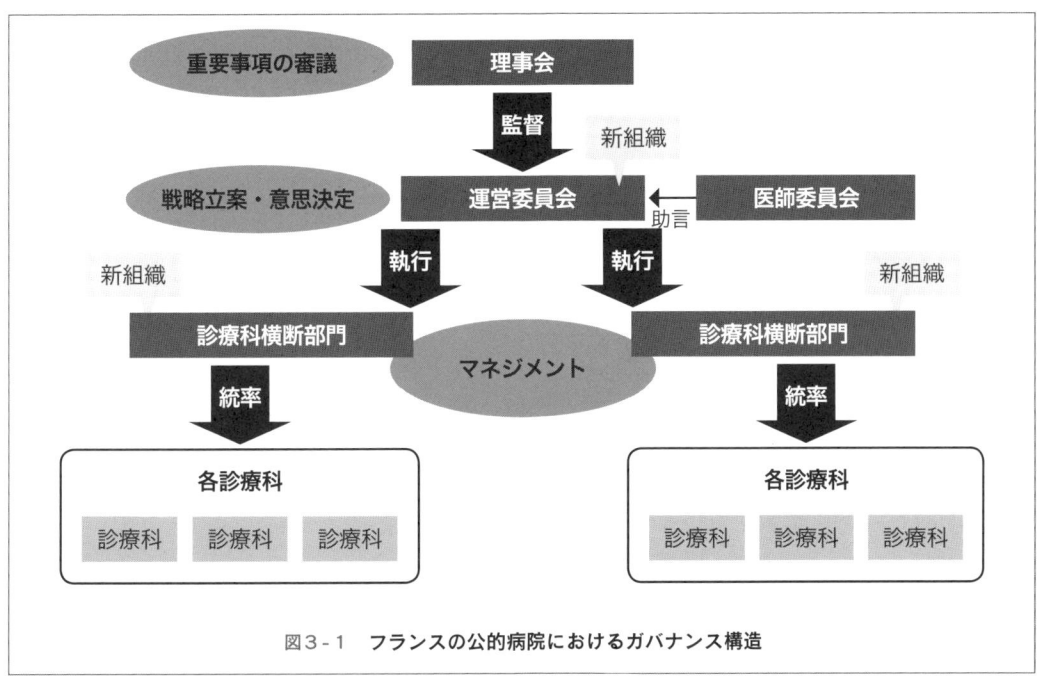

図3-1　フランスの公的病院におけるガバナンス構造

(筆者作成)

## 3　イギリスにおける王立小児病院事件とクリニカル・ガバナンス

### (1) 病院の変遷

　イギリスの病院の歴史について簡単に説明すると、1123年に設立されたボランタリー・ホスピタル(篤志病院)が始まりとされる。その後の変遷の詳細については省略するが、19世紀に入ると手術数・入退院患者数の増加に伴い、病院の運営は複雑なものになり、財政事情も一段と厳しくなった。このため、理事会は病院の日常的運営に当たる書記や事務長を採用し、その運営を円滑に進めるために「運営委員会」を設けた。一方、医師は「医療委員会」をつくり、病院の医療上の運営を工夫した。これによって1860年までに、病院の権限は理事会と運営委員会、医療委員会の間で分担されることになった[4]。
　その後、1948年に、税方式による国民皆保険である国民保健サービス(NHS:National Health Service)が制度化された。NHSの制度化によって、イギリス国内の病院のほとんどは国有化され、すべての国民が高度な医療サービスを受けることができるようになったことは、イギリスの病院の歴史においても大きな転換期といえる。

---

[4]　ブライアン・エイベル＝スミス著、多田羅浩三・大和田健太郎訳『英国の病院と医療1800-1948』保健同人社、1981年、p44

## (2) ブリストル王立小児病院事件

1990年代、イギリス国民を震撼させる大事件が起こった。由緒あるブリストル王立小児病院で心臓外科手術を受けた38人の子どものうち、何と20人が死亡していることが発覚したのである。それは、1990年の麻酔医による内部告発から始まった。麻酔医は当初、その事実を病院の管理責任者に訴えたが、聞き入れられなかったため告発に及んだのである。最終的にはイギリス医道審議会にかけられ、2人の心臓外科医が診療停止処分となり、異常に高い死亡率を放置していた病院管理責任者も責任を問われた。このブリストル王立小児病院事件を契機に、イギリスでは「クリニカル・ガバナンス」という概念が生まれた。イギリスにおける企業を対象としたコーポレート・ガバナンスの考え方が、病院の経営に注入されたのである。

ブリストル王立小児病院事件前後の国内の状況に多少触れると、1980年代後半から90年代初めにかけて、企業不祥事が続発している。そのため、ロンドン証券取引所や財務報告評議会および会計士団体などが中心となった委員会が、公開性、誠実性、説明責任の原則に基づいたキャドベリー・レポートを1992年に作成している。クリニカル・ガバナンスは、このキャドベリー・レポートが対象とする企業のガバナンスのあり方を下敷きとして医療機関に適用したため、「医療版コーポレート・ガバナンス」とも呼ばれている（なお、イギリスのコーポレート・ガバナンスは、1998年のハンペル報告書での「企業統治の原則」の作成により、さらに強化された）。

## (3) クリニカル・ガバナンスの誕生

イギリスで誕生したクリニカル・ガバナンスは、「専門的なサービスの質のモニターやチェックと、関係者への説明責任における体系的な過程」であると認識されている。このため、クリニカル・ガバナンスとは、単に「医療の質の向上」が目的と思っている人がいる。確かに医療サービスのあり方へのこだわりが強いが、医療の質の向上を図るためのメカニズムを構築することや病院経営の責任のあり方も包含している。

クリニカル・ガバナンスの概要を表3-2に記す。

表3-2 クリニカル・ガバナンスの概要

| ディメンジョン | 対象 | 実施内容 |
| --- | --- | --- |
| 医療政策のガバナンス | 政府・自治体 | ・医療の質のスタンダード設定<br>・臨床指標のデータベース構築<br>・EBMのデータベース構築 |
| 医療経営のガバナンス | 医療機関 | ・病院や診療所におけるクリニカル・ガバナンス推進体制の構築<br>・クリニカル・ガバナンスが病院や診療所の現場で実施されているかどうかの医療改善委員会（CHI：Commission for Health Improvement）による外部監査体制の構築 |

出典：「ホスピタル・ガバナンスとIT 第10回クリニカル・ガバナンスとホスピタル・ガバナンス」『最新医療経営フェイズ・スリー』2007年1月号

## 2 ガバナンスの形成と日本の病院経営への適用

　アメリカ、フランス、イギリスの順で医療機関におけるガバナンスの形成を簡単に紹介したが、国によって歴史的背景や医療システム、病院の設立形態が異なり、ガバナンスの概念も多様にとらえられている。しかしながら、医療システムを良くしていこうとする方向性にガバナンスという概念を適用していることは共通であると感じられる。

　後述する筆者の考えるホスピタル・ガバナンスは、日本における病院経営への適用を大前提としている。つまり、アメリカの事例における病院理事会のあり方や、フランスで議論されたマネジメント思考による効率性の追求および組織変革、イギリスのクリニカル・ガバナンスのように医療の質の監視や説明責任を果たすことを包含しようとしている。

　さらにつけ加えれば、医療経営の監視体制の強化は、患者、医療機関のみならず、医療機関を取り巻く多様なステークホルダーの価値を創造するシステムの構築につなげる必要があるだろう。わが国の医療機関は、今まさに医療経営の監視を意識したガバナンスの構築が求められているのである。

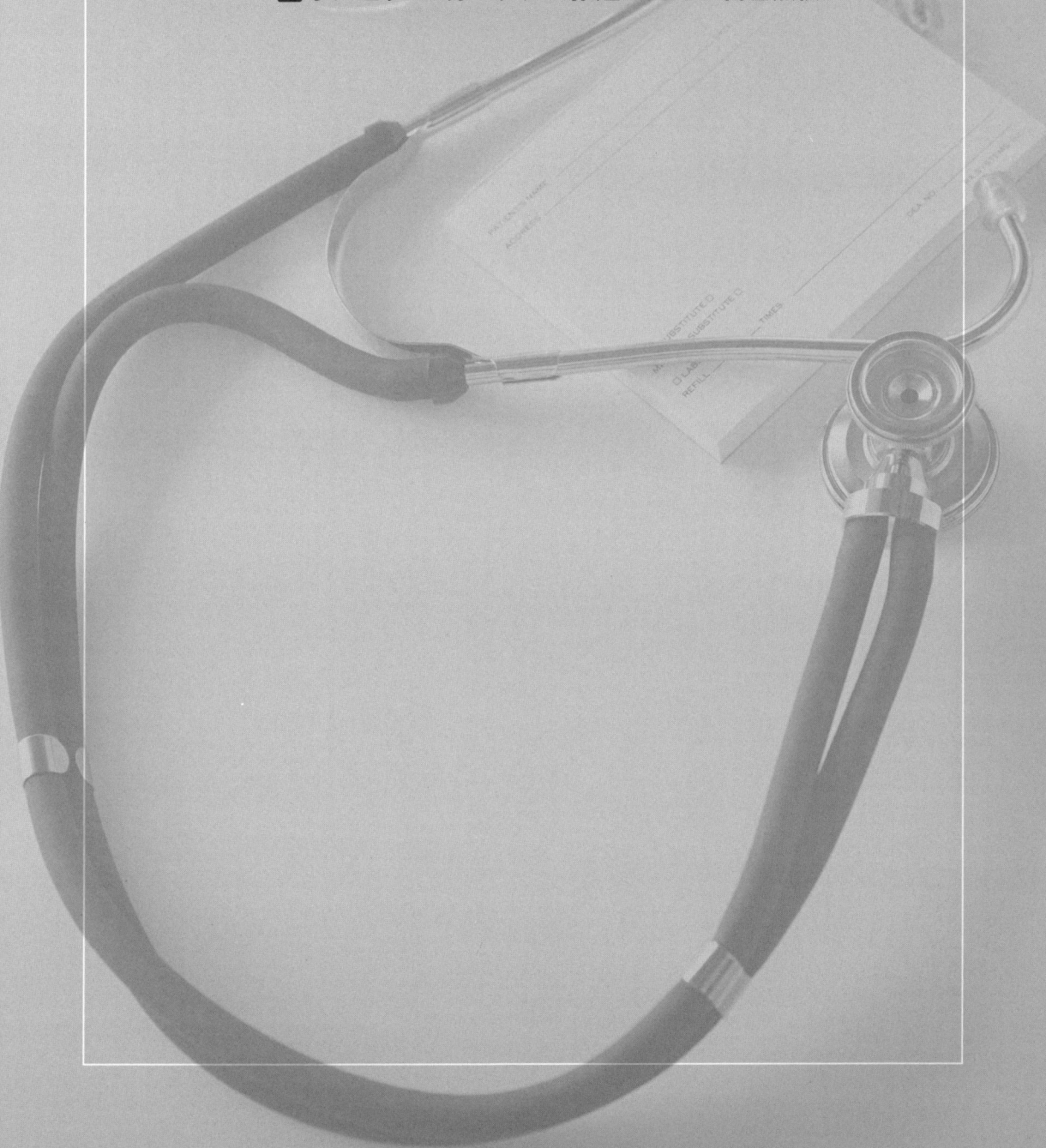

# 第4章
## ホスピタル・ガバナンスの理論

■ ホスピタル・ガバナンスとは
■ ホスピタル・ガバナンスの要素
■ ホスピタル・ガバナンスにおけるITの活用
■ ホスピタル・ガバナンス推進のための自己点検マニュアル

## 1 ホスピタル・ガバナンスとは

　第2章で見てきたように、コーポレート・ガバナンスには、経営の監視を強化するために、外部の視点で経営のチェックをする方法[*1]と、企業自身が内部統制を強化する方法がある。内部統制の強化については、日本版SOX法（企業改革法）の施行により、上場企業を中心にITを活用して違法・不正行為の防止が図られている。しかしながら、「健全で強い企業をつくる」ためには単に監視の強化を促進するだけではなく、企業本来の存在意義を再度見直し、社会的存在として多様なステークホルダーとの対話を通して、企業活動に対する説明責任を果たす必要がある。また、経営の透明性を向上させるべく努力していくことも求められる。コーポレート・ガバナンスを他企業に先駆けて取り組んだ企業の中には、その目的を不祥事防止にとどめず、業績向上にも焦点を当てていったケースが見受けられる。有効なガバナンスと企業業績には正の相関が見られるとの報告もある[*2]。

　一方、医療業界はどのような状況であろうか。監督官庁による指導や財団法人日本医療機能評価機構等の第三者機関設置の努力にもかかわらず、企業同様、医療機関にも不祥事が後を絶たないという類似性が指摘できる。そこで筆者は、医療機関が有効なガバナンスを自ら構築していくことを目指して、「ホスピタル・ガバナンス」という概念と実践方法の検討を2005（平成17）年に開始した。筆者の考えるホスピタル・ガバナンスとは、「社会の公器にふさわしい医療サービスを提供するために、ステークホルダー（利害関係者）を重視する病院経営を推進し、かつ推進内容および経営のチェック機能を有するシステム」である。この概念は、患者をはじめとしてさまざまなステークホルダーから今後とも支持される病院として発展していくために必要な改革や改善を進めていく方法という意味でもある。ホスピタル・ガバナンスの組織的な導入は、確かに診療所や小規模病院には非現実的であるとの指摘があるかもしれない。しかし、ホスピタル・ガバナンスの考え方からこれからの病院経営の方向性を見いだし、病院経営を再構築していくことは、個々の病院の規模や独自性を問わず、意義があるものと考えている。厚生労働省の「これからの医業経営の在り方に関する検討会」報告書にも、経営管理体制強化の方向性としてガバナンスを意識した内容が盛り込まれている。

　コーポレート・ガバナンスが株主など多様なステークホルダーのためにあるのに対し、

---

[*1]　「社外の視点必要」『日本経済新聞』、2005年10月24日
[*2]　日本コーポレート・ガバナンス研究所ホームページ　http://www.jcgr.org/

ホスピタル・ガバナンスは最終的に患者のためにある、というのがメインになるかもしれない。

## 2 ホスピタル・ガバナンスの要素

　立命館大学准教授の小島愛は、「経営機構改革」と「情報開示・透明性の向上」という2つの手段を病院経営に適用すべきと述べている[*3]。筆者は、こうした主張も取り入れたうえで、民間の病院が多い国内事情に適合させるために、コーポレート・ガバナンスの概念を参考にして、ホスピタル・ガバナンスを定義づけた。筆者の考えるホスピタル・ガバナンスとは、次の大きな2つの要素で成り立っている。それは、①経営の監視・規律づけ、②情報開示・提供とステークホルダー・ダイアログ、である。①は本節1、2に該当し、②は本節3、4、5で詳しく述べる。

### 1　組織設計

　まず、病院における経営の監視・規律づけにおいて、ガバナンスの組織設計の一例を紹介する。それは、理事会の役割と、筆者の推奨するガバナンス推進委員会の設置がポイントである。

#### （1）理事会

　理事会は、「病院経営の方向性」「中長期ビジョン」の明確化、および「業務執行」の監督の両方を経営責任として担うべきであると考えている。すなわち、病院の中長期ビジョンの観点から、具体的な方向性を示すことが第一の役割である。そのためには、ITを活用して、新たな医療情報データベースやネットワークの整備についての指針を示さなくてはならない。
　第二の役割は、業務執行が適切な状態で行われているかを直接的・間接的に評価し、是正が必要ならば適正な是正措置を示し、是正の完了を確認することである。
　ここでアメリカの事例を紹介しよう。アメリカにおける病院のガバナンスを推進している機関「ヘルスケアガバナンスセンター」の会長は、理事会の機能について次のように述べている。「理事会は、医師との協力・合意、長期にわたる戦略計画、医療の質、患者の安全、職員の採用・保持を高めていく必要がある。それと同時に、病院がコストや医療の質に関して透明性を持つよう推進していく必要がある」[*4]。これによって、理事会は重要

---

[*3]　小島愛『医療システムとコーポレート・ガバナンス』文眞堂、2009年、p47
[*4]　John R. Combes.M.D. "Answering the Call for Exceptional Governance" Trustee, Feb 2007; 60, 2.

事項の意思決定機関として、「病院経営の方向性」「中長期ビジョン」の明確化機能および「業務執行の監督」機能を中心とした経営責任を担うのである。

ところで、アメリカでは2006年に、ガバナンスに関するさまざまなカンファレンスが行われた。まず、アメリカ病院協会のカンファレンスでは、ガバナンスをテーマにした特別セッションが行われた。また、ナショナルカンファレンスでは、病院の理事会メンバー、経営者、医師のリーダーを対象として、ガバナンス改革やステークホルダーからの要望への対応戦略に焦点が当てられた。さらに、シカゴ、ニューヨーク、サンディエゴのカンファレンスでは、「病院の理事会のプロフェッショナリズム」として、卓越したガバナンス構築力についてディスカッションがなされた[*5]。

他方、先述したヘルスケアガバナンスセンターは、独自に開発した「ガバナンスアセスメントプロセス」というガバナンスの評価基準を、病院の理事会のための専門誌で紹介している。このように、一連の理事会のあり方をめぐるカンファレンスから、アメリカでは、理事会の活性化と実質化について活発に議論されていることがうかがえる。

## (2) ガバナンス推進委員会

ガバナンス推進委員会は、病院におけるガバナンスが有効に機能しているかを点検する組織である。したがって、医療情報の病院内外の流通がガバナンスという観点から適切であるかどうかを点検し、問題があれば必要な是正措置がとられるように機能しなくてはならない。もちろん、組織としてどれだけの独立性が保持できるか、そもそも組織自体が病院内に設置され得るかという根本的な問題もある。その代替案も含め、病院内には、何らかの方法で点検機能を確保することが大切である。その1つのアプローチには、病院の中に数ある委員会の1つとしてガバナンス推進委員会を立ち上げることが挙げられる。

## 2 病院におけるコンプライアンス経営

病院におけるコンプライアンス経営も、民間企業で導入されているものと同様と考えてよい。民間企業におけるコンプライアンス経営の導入・適用は、当初、大企業中心だったものの、現在は中小企業にも広がりをみせている。病院においても、不祥事防止のために、コンプライアンス経営の導入・適用を推進していく必要がある。

## 3 ディスクロージャーの方向性

病院を取り巻く多様なステークホルダーは、病院に対してさまざまな要望を持っていると考えられる。ただし、それらの要望に応えるための検討を始めた病院と、従来の枠組み

---

*5　John R. Combes.M.D. "Answering the Call for Exceptional Governance" Trustee, Feb 2007; 60, 2.

から脱却できないでいる病院があるようである。

　たとえば、患者が、病院を選択するための医療情報を質と量の両面で期待していることは周知の事実であるが、現状はどのような状態であろうか。不足感を抱いている患者が多いのではないだろうか。現段階では、患者からの情報開示要求やその内容をどのように把握し応えていくのか、そして、いつまでに成し遂げるのかということに対して計画を作成し、取り組んでいる病院はまだほとんど見受けられない。検討はしていても、実践段階を経て成果を出している病院は少ないのではないかと推察している。情報開示に関する取り組みは、病院経営の透明性に反映する優先課題であるのだが、そのような認識は世間一般としても不足しているように思われる。

　さらに付け加えれば、情報開示が、医療の質の向上を促進する方向に好影響を及ぼすということも忘れてはならない。すなわち、情報開示のためには、開示に耐え得る「質」が必然的に医療サービスに求められることになるからである。フランスの事例ではあるが、医療の質と情報開示度に強い関係性があるとの報告もある。

　もちろん、病院と社会の相互進化を実現すべく、病院が取り組まなければならない課題は多種多様である。そのなかで医療情報の開示は、実務上、難易度の高い課題と考えられるが、不祥事を最大限に防止し、医療サービスの提供を通じて市民（地域住民）から信頼され支持される病院経営を実現していくためには、医療情報の開示に真剣に取り組んでいかなければならない。医療情報の開示度が向上し、情報のやりとりが一方通行ではなく双方向性を持つようになれば、病院が必要とする情報を各種ステークホルダーから得ることができる環境の実現にも近づくことができるのである。

## 4　病院を取り巻くステークホルダーとステークホルダー・ダイアログ

### (1) 病院を取り巻くステークホルダー

　ホスピタル・ガバナンスの適用は、患者、病院のみならず、病院を取り巻くさまざまなステークホルダーの価値を創造するシステムの構築につなげる必要がある。価値創造の実現は、コペルニクス的転回での発想の見直しを病院経営に求めている。国内の病院経営においても、今まさにホスピタル・ガバナンスを意識した組織変革や価値創造システムの構築が課題となっているのである。

　筆者の考える「ステークホルダーを重視する病院経営の推進」をもう少し詳しく見ていこう。まず、病院にとってステークホルダーとはどのようなものがあるのだろうか。

　図4-1に示すように、病院には患者をはじめ、さまざまなステークホルダーが存在する。これらのステークホルダーから幅広く意見を聞きつつ、各ステークホルダーが求めている

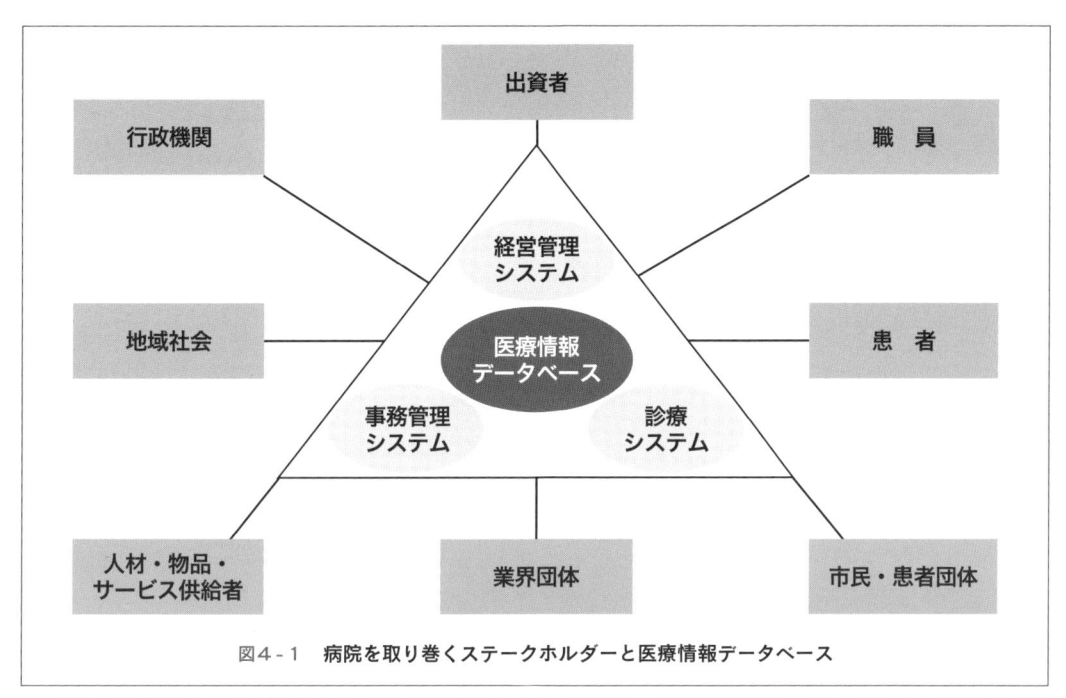

図4-1 病院を取り巻くステークホルダーと医療情報データベース

出典：「ホスピタル・ガバナンスとIT　第6回病院情報システムの再設計」『最新医療経営フェイズ・スリー』、2006年9月号

情報を必要に応じて開示したり、経営（内容）に関する透明性を上げたりすることが、本来、病院には求められている。しかしながら、ステークホルダーへの情報開示と透明性の向上をどれだけ意識し、病院経営と関連性を持たせているのかというと、国内の病院においてはまだまだ一部を除いて発展途上にある。ホームページを利用した部分的な情報交換は認められるものの、各ステークホルダーと情報を全体的に有効に交換するためにITを活用して医療情報データベースを構築し、病院経営の刷新につなげた事例はなかなか見当たらないのが現状といえる。

## （2）病院におけるステークホルダー・ダイアログ

これからの病院経営には積極的な「ステークホルダー・ダイアログ」の推進が必要である。筆者の言うステークホルダー・ダイアログとは、病院を取り巻く多様な利害関係者との対話を通じて寄せられた意見や関係者間の合意点を経営に反映させ、病院と社会の相互進化を目指すことである。企業ではこのステークホルダー・ダイアログを実施するため、市民への工場見学会や環境報告書の説明会を実施したり、NGOや有識者を集めた意見交換会を開いたりしている。企業におけるステークホルダー・ダイアログが注目されるようになったのは、市民社会の成熟化によるところが大きい。前述した医療情報データベースは、病院におけるステークホルダー・ダイアログを推進するためのインフラである。

近年、市民の政府・自治体・企業を見る目はますます厳しいものになってきている。市民オンブズマン等の活動は、その現れである。市民の病院を見る目も例外ではない。イン

ターネットの発達とともに、個人による病院への評価・批判が瞬く間に全国に流されることがある。こうした市民社会の成熟やITの高度発達は、患者の価値向上だけでなく、地域住民や社会まで拡張させた新しい価値向上の枠組みを病院経営に求めている。ステークホルダー・ダイアログは、オープンな経営を指向するための前提である。市民(地域住民)から信頼され支持される病院経営を実現していくために、医療サービスのあり方をステークホルダーと一緒に考えていく時代が到来している。

一方、何度も述べているように、ホスピタル・ガバナンスの基本概念の1つに、「社会の公器にふさわしい医療サービスを提供するためにステークホルダーを重視する病院経営を推進し、かつ推進内容および経営のチェック機能を有するシステム」がある。今後、日本の病院は高質な医療を提供するだけでなく、持続可能なモデルを構築するためにコミュニティ(市民・患者団体・行政)を巻き込み、それらの意見や要望を医療経営に活かしていかなければならないだろう。そのためには、多様な理事会メンバーを確保する必要がある。アメリカでは病院に対して、多様な地域住民とコミュニケーションをとるため、コミュニティにおける各人種によるローカル組織の代表をランチに招き、彼らが病院にどういった印象を持っているのか、彼らのニーズは何かを尋ねるように推奨している[6]。また、彼らを理事会メンバーにする施設も見受けられる。こうしたことは、筆者が主張する「社会へ開かれたオープンな病院経営」を指向するための前提を構築することに通底する。

## 5 病院とコミュニティの組織間学習

病院においてガバナンスをどう構築していくかは、病院のあるべき姿を追求するうえで重要である。そして、ガバナンスの前提条件である説明責任(アカウンタビリティ)を遂行することが病院に求められる。さらに、そのアカウンタビリティを発展させ、説明と納得によって地域住民の信頼につなげることが重要となる。一方、地域住民からすれば、病院の説明を聞くだけではなく、患者・納税者の立場としても病院により良質な医療を提供してもらえるよう要請することも必要である。つまり、病院と地域住民がいかに双方向に高度なコミュニケーションをとっているかが、良質な医療の提供につながると考えられる。ここでは地域住民をコミュニティとして、1つの組織ととらえることもできるだろう。

アメリカでは、病院がいかにその地域のコミュニティと関わっているかという研究が1990年代後半になって行われるようになった。たとえば、C.R.スタインベルグら[7]は定性的な観察に基づいて、12の主要都市におけるコミュニティと病院の変革の関係性について調査した。この調査によると、強いコミュニティの存在が病院の変革および地域の医

---

[6] Samuel L. Odle "Better Governance Begins with Greater Board Diversity" Trustee; May 2007; 60, 5.
[7] C.R.Steinberg and R.J.Baxter, "Accountable communities:How norms and values affect health system change" Health Affairs 1998

表4-1 アメリカにおけるコミュニティ・アカウンタビリティを持った病院とコミュニティの特徴

| 病院の特徴 | コミュニティの特徴 |
| --- | --- |
| 非営利<br>グループ経営の傘下にある<br>大病院<br>マネージドケアシステムに参加 | 市場が大きい<br>高等学校卒業資格者の成人比率が高い |

S.Y.リー他（1998年）を基に筆者作成

療問題の解決に関与することを突きとめた。また、S.Y.リーら[8]は、病院とコミュニティの関係性において、病院によるアカウンタビリティを「コミュニティ・アカウンタビリティ」としている。そして、表4-1のような特徴を持った病院とコミュニティがコミュニティアカウンタビリティとして、より多くのコミュニティ指向のサービスを提供する傾向があることを明らかにした。

一方、M.S.ヘンドリックスら[9]は病院へのアクセスの良さを、ソーシャル・キャピタル（Social Capital：社会関係資本）[10]の観点から22の主要都市で調査した。彼らはネットワークなどによる病院の協働的作業を通して市民の健康を改善することをコミュニティの社会的責任であるとしている。その結果、ソーシャル・キャピタルが高い地域では市民の病院へのアクセスに関する問題点が少なく、コミュニティ・アカウンタビリティのメカニズムが改善されていると結論づけている。

外部ステークホルダーの中で重要なものは地域のコミュニティであろう。久住英二らは、普段から病院を中心にした地域の医療コミュニティを形成して、病院を地域住民の顔なじみにしておくことが病院と患者の間の行き違いを減らすうえで良い手段と指摘している[11]。

久住らは、病院側に対して、地域住民の医療リテラシーを向上させるために、地域での集まりなどで積極的に講演したり、コミュニティ誌を作る方法を提案したりしている[12]。

---

[8]　S.Y. Lee, J.A. Alexander, and G.J. Bazzoli, 2003
[9]　Michael S. Hendryx, Melissa M. Ahern, Nicholas P. Lovrich, and Arthur H. McCurdy, "Access to health care and community", Health Services Research, 2002
[10]　日本語では社会関係資本と訳されるが、米国の政治学者であるロバート・パットナムによれば、ソーシャル・キャピタルとは、「コミュニティにおいて共有した目的を追求するため、参加者によっていっそう効果的に行動を伴わせるすべての社会的生活の特性」のことである。
[11]　西村周三他編『医療経営白書2009年度版』日本医療企画、2009年、p35
[12]　同上

# 3 ホスピタル・ガバナンスにおけるITの活用

　筆者は、経営の監視・規律づけを促進するためにはITの活用が効率的であると考えている。そこで、病院が保持すべき医療情報データベースおよび医療情報の流通システムは、どのようにあるべきかを検討し、最後にIT活用の着眼点について説明する。

## 1　医療情報データベース

　ホスピタル・ガバナンスの観点に立った病院情報システムの最大の特徴は、多様なステークホルダーを意識した医療情報データベースの構築にある。一般的に、病院に導入される情報システムは、患者に医療サービスそのものを提供するための診療システム、職員の給与計算や会計処理を実行するための事務管理システム、および経営管理システムという3種類にカテゴライズされる。

　経営管理システムは、病院においても民間企業と同様に、マネジメント・サイクルであるPDCAをコントロールするものである。ステークホルダーを意識した医療情報データベースを中核に据え、病院経営のガバナンス度を向上させていくためには、この経営管理システムの再検討からスタートする必要がある。その際には、経営の方向性と情報化をどのように組み合わせていくかが重要である。中長期の時間軸を見据え、経営計画を明確化し、その計画に沿った情報システムのあるべき姿とITの活用方法について考えなければならない。

## 2　医療情報の流通

　病院と社会の相互進化を目指すべく、多様なステークホルダーを意識した医療情報データベースを整備するためには、共有性・即時性・相互比較性の3点に注目する必要がある。
　共有性は、各ステークホルダー別に必要な情報が流通しているかどうかということが重要であり、すべてのステークホルダーが同一の医療情報を共有するという意味ではない。すなわち、円滑な医療情報の流通を実現するために、各ステークホルダー別に情報が整理され、データベースに一元的に保有されているかが問われるのである。共有性のレベルが上がれば、患者満足度の向上は当然のこととして、医療の質の向上、経営者の経営判断や

リスクマネジメントなどにも役立つことになる。ただし、病病連携や病診連携のように他施設との継続的連携活動を真に成功させるためには、個々の病院の活動もさることながら、全体としての医療情報の共有面の調整が必要であり、この点については、地域や国内全体としての取り組みも検討されなければならない。

即時性は、情報の発生から遅滞なく情報を流通させているか、または、問い合わせに対しての回答に遅延がないか、即時的な対応がとれているかを意味する。

相互比較性は、データに基づく医療サービスの評価を促進するために必須である。院内での時系列の評価だけでは、医療サービスの評価には限界がある。他の病院との比較が相互にできるようなデータや情報を流通させる必要がある。しかしながら、相互比較性については、一病院で達成できる範囲にはおのずと限界があることも事実である。国家レベルでの医療行政の取り組みが今後の課題である。

## 3　IT活用の着眼点

医療情報の流通を促進していくためにはITの活用が必須である。ただし、ITがあれば成功するわけではない。ガバナンスの観点から、各種ステークホルダーを意識し、どのような医療情報データベースを構築し、そのネットワークを整備するかという情報化の基本的な進め方を明確に決定する必要がある。しかしながら、限られた経営資源のなかでは、IT投資にもおのずと限界がある。

ITを経営の方向性に照らし合わせながら、その活用効果を最大限に引き出すためには、病院のマネジメント・サイクルを実際に担保している現状のオペレーショナルな情報システム群の活用を考えるべきである。現状を踏まえつつ、情報システムを総合的に捉え直し、多様な目的を再度整理して、全体から部分へ至るような再構築を段階的に実施することが、現実的なIT活用の着眼点である。

# 4 ホスピタル・ガバナンス推進のための自己点検マニュアル

## 1 ガバナンス推進委員会と自己点検マニュアル

　ガバナンス推進委員会は、内部統制の強化や会計不祥事の防止を規定する日本版SOX法（企業改革法）を基本的に意識してはいない。すなわち、病院の組織を一律に一定方向に誘導すべきだとは考えていない。理事会に集中しすぎている責任と権限を適切に分離し、職員一体の運営とモラルアップを図らなければ、さまざまなステークホルダーを意識し、彼らとの共生を求めていく病院経営に到達しないのではないかと危惧しているだけである。患者に対する医療サービス提供の充実のみならず、病院に勤務する医師や看護師、検査技師、そして事務職員等の職員満足度も向上させなくてはならない。つまり、有効なガバナンス体制を構築していくためにモニタリングを求めているのであり、単に不祥事防止という消極的な方向での検討ではないのである。従来の法律上における監事の職務はそのまま存続させ、ガバナンス推進委員会はそれ以外の経営面・医療面について点検する。しかし、ガバナンス推進委員会は、単なる点検にとどまらず、経営面の透明性を向上させることも目的とする。また、外部者もメンバーに入れることが望ましい。透明性を向上させるために点検内容を病院内外にディスクローズしたり、第三者をメンバーに入れたりすることは、「患者・市民に開かれた病院」ということを印象づける。したがって、世間から信頼され支持される病院になることを可能にする。いずれにせよ、ガバナンスを意識した病院経営を推進し、かつ推進内容の点検機能を有する経営管理システムが組織的にできあがることは有意義なことと思われる。
　しかしながら、責任の分離には踏み出せても、ガバナンス推進委員会を同時期に設置することは、実務上、混乱が生じることも十分考えられる。その場合、段階的なアプローチを選択する方法、たとえばガバナンス推進委員会を設置せず、責任分離の結果を「自己点検マニュアル」として作成し、活用していく方法がある。実務的な実現可能性を考慮すれば、自己点検マニュアルの作成と活用を経てガバナンス推進委員会を立ち上げるのが得策との判断も、決して間違いではない。

## 2 自己点検マニュアルの作成意義

　国内における病院のガバナンスの評価指標を見ると、ガバナンスの概念を明確化したも

のにはなっていない。その一方で、財団法人日本医療機能評価機構による病院機能評価がある。病院機能評価の項目のなかには、ガバナンスに関係すると思われる項目が少なからずある。可能ならば、病院機能評価にガバナンスの概念が注入されるのが望ましいが、ここではその点には触れず、自己点検マニュアルに焦点を絞って説明する。

## (1) 利用目的

ホスピタル・ガバナンスとは繰り返し述べているように、社会の公器にふさわしい医療サービスを提供するため、ステークホルダーを重視する病院経営を推進し、かつ推進内容および経営のチェック機能を有するシステムである。自己点検マニュアルは、自院における当該システムの定着度を評価し、必要な対策を検討するためのヒントを提供するものである。

## (2) 自己点検の方法

自己点検の方法は、自己点検実施チームが経営理念、組織、管理、情報開示と説明責任、人材育成、情報システム、コミュニケーション、モニタリングの8つの観点、36の点検事項で構成されているマニュアルを使用して、各点検事項を評価する方法である。自己点検実施チームのリーダーには経営者を推奨している。なお、自己点検マニュアルは、その病院にとって真に有効な縦横連携と相互牽制が可能な組織を求めているが、その実現にあたっては、すべての病院に対して一律な組織設計を求めているわけではない。

従来、病院長は何らかの形で自院の医療サービスを中心とした監視結果（当事者たちは監視結果であるとの認識はなくても）をタイムリーあるいは月例の報告で受け取り、病院長としての判断を日常的に下している。ただし、その内容は必要に迫られたものに限定される傾向が強く、ステークホルダーを意識したり、ガバナンスという観点を重視していないのが実状であろう。こうした状況において、実務的なアプローチとして、従来のタイムリーあるいは月例の報告と判断サイクルを活かしながら、新たな病院経営のコンセプトと照らし合わせて、自己点検マニュアル作成へと展開することは非現実的な話ではない。

さらに言えば、この自己点検マニュアルの作成は、診療所や小規模病院にも意義がある。地域のいくつかの医療機関が共同で作成し、その内容の充実を図るのも、地域医療の発展に役立つ連携ネットワークの構築にプラスに働くと推察される。

## 3 点検のための8つの観点

次に、点検のための8つの観点について紹介する（〈 〉内は点検事項の数）。

## (1) 経営理念〈4〉

経営理念とは、経営体が各種活動を行っていく際に最も基本に据える考え方であり、ホ

スピタル・ガバナンスの観点からも、経営理念の内容と浸透度合いを特に点検する必要がある。

表4-2 自己点検マニュアル［経営理念］

| | 点検事項 | 評価 | 備考 |
|---|---|---|---|
| 1-01 | 社会的責任を意識し、社会の公器にふさわしい医療サービスを提供していくという考え方が経営理念に反映されていますか。 | | |
| 1-02 | 経営理念を追求していくうえにおいて、経営者はステークホルダーを重視し、全員参加型の経営を目指していますか。 | | |
| 1-03 | 経営者は経営理念の内外への周知に努力していますか。 | | |
| 1-04 | 経営理念は職員に周知徹底されていますか。確認方法は確立していますか。 | | |

（筆者作成）

## (2) 組織〈6〉

組織は協働システムであり、責任と権限を「医療の質とリスクマネジメント」と「効率性・経済性の追求」のバランスを考慮したうえで各部門・委員会に割り当て、かつ部門・委員会間で情報がスムーズに流通する設計となっている必要がある。特に、一部の組織に責任と権限が集中し、情報がクローズされすぎると意思決定に歪みを生じる大きな要因となり、経営の健全性を阻害する。

表4-3 自己点検マニュアル［組織］

| | 点検事項 | 評価 | 備考 |
|---|---|---|---|
| 2-01 | 経営者は、部門および診療科別の縦割り組織を越えた横断的な組織運営に取り組んでいますか。 | | |
| 2-02 | 理事会は経営体の健全性を保つうえにおいて、ガバナンスが重要であることを理解していますか。 | | |
| 2-03 | ガバナンスを推進するための組織（以下、ガバナンス推進委員会と称する）が設計されていますか。 | | |
| 2-04 | ガバナンス推進委員会は医師のみならず、看護師や検査技師、事務職員等も参画していますか。 | | |
| 2-05 | 理事会、部門、委員会それぞれの責任と権限は明確であり、かつ、独断にならないようなバランスが工夫されていますか。 | | |
| 2-06 | 業務指揮命令系統と整合するように、組織図を定期的に見直していますか。 | | |

（筆者作成）

## (3) 管理〈3〉

各種活動において適切な管理方法が明確になっていることと、実際の管理がPDCAのマネジメント・サイクルに沿って実施されているかを点検する。

表4-4　自己点検マニュアル[管理]

| | 点検事項 | 評価 | 備考 |
|---|---|---|---|
| 3-01 | 中長期の経営計画をベースに毎年度の経営計画を策定し、その内容を職員にわかりやすく説明していますか。 | | |
| 3-02 | 仕事に必要な基本的なマニュアルが整備され、常に改訂更新をしていますか。 | | |
| 3-03 | 病院業務の運営において管理方法が適切かどうかをチェックし、不適切な箇所はフィードバックされ、是正する手法や体制が確立していますか。 | | |

(筆者作成)

## (4) 情報開示と説明責任〈4〉

情報開示が医療の質の向上に結びつくことを理解し、ステークホルダーごとに必要な情報開示に努め、かつ、日常管理のなかに説明責任を果たす態勢が整備されている必要がある。

表4-5　自己点検マニュアル[情報開示と説明責任]

| | 点検事項 | 評価 | 備考 |
|---|---|---|---|
| 4-01 | 情報開示と説明責任に対応する部門または委員会がありますか。 | | |
| 4-02 | 情報開示にあたっては、受け手の理解を促進するための工夫をしていますか。 | | |
| 4-03 | ステークホルダーを意識したホームページがありますか。または作成中ですか。 | | |
| 4-04 | 情報開示と説明責任に対する取り組みについて定期的に評価し、必要な改善を行っていますか。 | | |

(筆者作成)

## (5) 人材育成〈3〉

ホスピタル・ガバナンスの取り組みは組織にとって全体的なものであり、職員の理解と支持が不可欠である。全職員のモラルアップや人材育成の充実は重要なことである。

第4章 ホスピタル・ガバナンスの理論

表4-6　自己点検マニュアル［人材育成］

| | 点検事項 | 評価 | 備考 |
|---|---|---|---|
| 5-01 | 中長期の経営計画に全職員を対象にした人材育成策が組み込まれ、毎期、計画的な実行がなされていますか。 | | |
| 5-02 | 研修等については、実施後にその評価や感想を職員から収集していますか。 | | |
| 5-03 | 教育制度や職場環境、待遇等について職員満足度調査を定期的に実施し、必要な改善に取り組んでいますか。 | | |

(筆者作成)

## (6) 情報システム〈7〉

　職員の仕事のかなりの部分は、情報システムを活用することによって達成されている。院内の医療情報の流通を促進させ仕事に役立てるために、開示に耐え得る情報の質と量を確保するという観点も注入した情報化に取り組んでいく必要がある。

表4-7　自己点検マニュアル［情報システム］

| | 点検事項 | 評価 | 備考 |
|---|---|---|---|
| 6-01 | 自院の医療情報システム整備のロードマップ[1]がありますか。 | | |
| 6-02 | 情報システムマップ[2]等により、自院の情報化の状況が職員間で共有されていますか。 | | |
| 6-03 | 情報化にあたっては、全体と個別の両方の観点から検討を加えていますか。 | | |
| 6-04 | 情報化を進めるうえで、その取り組みを専門的に担う部門がありますか。 | | |
| 6-05 | 医療情報の流通にあたっては、共有性・即時性・相互比較性に注意して実施していますか。 | | |
| 6-06 | 医療情報がどのような形態で自院の情報システムに蓄積され、どのような方法で管理されているのかを一覧する方法が確立していますか。 | | |
| 6-07 | 情報システムの運用にあたっては、セキュリティ対策を充分実施していますか。 | | |

1) 医療情報システムの整備について、現在から将来への取り組みを段階を追って記述したものである。記述にあたっては、テーマ別に分けるなどの工夫をして図示し、見やすさを特に重視する。
2) 情報システムの整備内容を鳥瞰する図であり、どの部分が充実しているか、不足部分は何かを検討することに役立つ。

(筆者作成)

## (7) コミュニケーション〈6〉

コミュニケーションは病院経営の重要な要素であり、さまざまなステークホルダーとのコミュニケーションを充実させるため、計画的・組織的に実施していく必要がある。

表4-8　自己点検マニュアル［コミュニケーション］

|  | 点検事項 | 評価 | 備考 |
|---|---|---|---|
| 7-01 | 患者への診療計画や経過の説明は、患者ごとのコミュニケーション能力に配慮して実施していますか。 | | |
| 7-02 | 仕事を進めていくうえで、職員とのコミュニケーションは円滑に行われていますか。 | | |
| 7-03 | ステークホルダー・ダイアログを推進していますか。 | | |
| 7-04 | 地域住民とのコミュニケーション計画は双方向性を考えたものですか。 | | |
| 7-05 | 地域医療の充実を図るため、患者紹介などの連携を通じて他病院や診療所とのコミュニケーションに努めていますか。 | | |
| 7-06 | 他病院の医療機能や運営について、常に情報収集の努力をしていますか。 | | |

(筆者作成)

## (8) モニタリング〈3〉

モニタリングは、ホスピタル・ガバナンスが求める経営のチェックを実行する機能であり、リスクマネジメントに必要不可欠なものである。

表4-9　自己点検マニュアル［モニタリング］

|  | 点検事項 | 評価 | 備考 |
|---|---|---|---|
| 8-01 | 自院のリスクが洗い出され、その内容ごとの対応策を危機管理マニュアル等として整備していますか。 | | |
| 8-02 | リスクの発生を予知したり、発生を即座に発見するためのモニタリングが日常の仕事に組み込まれていますか。 | | |
| 8-03 | モニタリングの重要性を職員に浸透させるための教育やトレーニングを実施していますか。 | | |

(筆者作成)

# 第5章
## ガバナンスを取り入れた病院経営の実践

**1** シンガポール国立大学病院の事例
**2** フランス・マルセイユ国立大学病院の事例
**3** 美原記念病院の事例

**補節** 最新事例研究　S病院の事例

# 1 シンガポール国立大学病院の事例

　本章では、今まで述べてきたホスピタル・ガバナンスの考え方を経営に取り入れている（当事者の意識はともかく）と思われる病院の実例を紹介する。ホスピタル・ガバナンスの導入はまだ始まったばかりであり、どういったガバナンスを構築すればよいかについての「唯一の解」はない。ホスピタル・ガバナンスとは、それぞれの施設や地域の特性を活かして構築されるものである。この考え方を念頭において、以下の事例のエッセンスを読み取ってほしい。

## 1　シンガポールという国

　シンガポールの経済発展は著しく、情報通信分野においてはアジアのハブとしての役割を確固たるものにしている。日本と同じ島国であるが、多民族国家であり、英国からの文化的な影響も見え隠れする。

　シンガポールの面積は東京都23区よりわずかに大きく、人口は約460万人である。1人当たりの国民総所得は、アジアでは日本に次いで高い。古くから自由貿易港として栄えたシンガポールは、国際化の進展に関しては世界でも有数の国であるとともに、国際競争力も常に上位にランキングされている（表5-1）。この国際競争力上位10位までに入っている国家の共通点は、政府の効率性が非常に高いことである。いずれの国も、安定した制度と行政の透明性が国家競争力の基盤となっている。

表5-1　シンガポールと日本の国際競争力（順位）

| 年 \ 国名 | シンガポール | 日本 |
|---|---|---|
| 2000 | 2 | 21 |
| 2001 | 3 | 23 |
| 2002 | 8 | 27 |
| 2003 | 4 | 25 |
| 2004 | 2 | 23 |
| 2005 | 3 | 21 |
| 2006 | 3 | 17 |

出典："World Competitiveness Yearbook"
（IMD：国際経営開発研究所）

　また、ITに関しても世界の最先端を走っており、世界経済フォーラム（WEF）が実施した世界104カ国を対象とした情報通信技術の活用状況に関する調査報告書において、2004年版では2位、2005年版では1位である（日本は2004年版12位、2005年版8位）。

　一方、シンガポールの出生率は約1.4人で、日本と同様に少子高齢化が徐々に進んでいる。同国保健省の試算では、2030年には60歳以上の人口が25％に達すると予測している。

2009年の平均寿命は男79.0歳、女83.7歳である。これに対して、日本は男79.59歳、女86.44歳である[*1]。

現時点においては、日本に比べると国民の平均年齢が低く、経済成長率も高いため、GDPに占めるシンガポールの医療費は約3.6％と日本の半分である。

## 2 シンガポールの医療システム

シンガポールの医療は基本的に自由診療であり、医療費は自己負担である。そのため、病院によって設備やサービスに応じて医療費が大きく異なる。病院は公立病院と私立病院に大別され、公立病院は1つの国立大学病院を含む7つの大病院と6つの専門病院で構成され、シンガポールの総ベッド数の約8割を占めている。ただし、シンガポールの公立病院は、政府が100％所有する形態で、非営利という公立性は維持されつつも、自律したコストセンターを有し、1985年から現在に至るまでに経営的には民営化されている。民間の会計システムを用い、生産性と効率性を追求している。なお、シンガポールの公立病院は「シンガポール・ヘルス・システム」と「ナショナル・ヘルス・グループ」の2つのグループに分けられ、それによって競争原理を病院経営に適用しているようである。

一方、私立病院は16施設あり、残り2割のベッド数を有している。シンガポールの公立病院のシステムは日本と大体同じであるが、私立病院は「オープンシステム」という独特の方式を採用している。病院側が設備と看護師等を提供するシステムで、医師は病院に帰属せず、それぞれ独立している。私立病院における医師は、院内で開業しているようなものである。

シンガポールで医師にかかる場合は、患者はまずイギリスのように診療所の「家庭医」で受診し、専門的な治療が必要な場合には、その家庭医の紹介によって「専門医」がいる病院に行くことになっている。ただし、患者はどの家庭医にかかってもよく、イギリスのような限定はない。医療費はアメリカのように市場原理に委ねられているが、公立病院の場合は青天井ではなく、政府が一定のシーリングを設けている。

なお、2004年に公立病院の広告が解禁となり、医療サービスの内容や診療価格を広告することができるようになった。保健省のウェブサイトでは、病院別の平均在院日数、年間症例数、疾患別の平均的診療価格がリストアップされるなど、医療情報の提供に積極的に取り組んでいる。

---

[*1] 厚生労働省「表6 平均寿命の国際比較」「平成21年簡易生命表」

## 3 シンガポール国立大学病院のガバナンス

　シンガポールは、2つのミッションを念頭においた国立の大学病院（NUH：National University of Hospital）を1985年に設立した。ミッションの1つは、質の高い医療を国民に提供することであり、もう1つは、NUHが医療に関する教育機関として東南アジアでの優位を得ることである。NUHの資料によれば、2005年9月時点でベッド数が900床を超え、歯科医を含む医師数が500名弱、看護師数が約1,600名、その他職員とヘルパーを含めると、職員数の合計は約3,500名の規模を誇り、月間の来院患者数は5,000名程度となっている。

　NUHを訪問し、驚かされたことは、設立当初から、望ましいガバナンスを実現するための組織を構築していたことである。筆者が提案する「監督と執行の分離」組織とは構造が多少違うが、今から四半世紀前にガバナンスを意識した組織ができていたことは新鮮な驚きであった（図5-1）。NUHから、これは同病院に限ったことではなく、公立病院もほぼ同様の組織構造をしているとの話を聞き、さらに驚かされたものである。

　図5-1の組織図を見ていこう。トップのチェアマンの下に財務＆施設委員会、執行取締委員会、企画＆開発委員会、監査委員会の4つの委員会がある。執行取締委員会の下には、経営の執行部門を統括するCEOと、医療部門を担う医療委員会がある。実際の病院経営はCEOを中心として執り行われるが、CEOの下に事務部長、財務部長、看護部長が配置され、それぞれの現場を担っている。組織図からガバナンスの意識が示唆されるのは、CEOや医療委員会を直接監督する執行取締委員会があり、そのほかにも財務＆施設、企画＆開発、監査の各委員会がそれぞれの立場からNUHの運営を監督していることである。

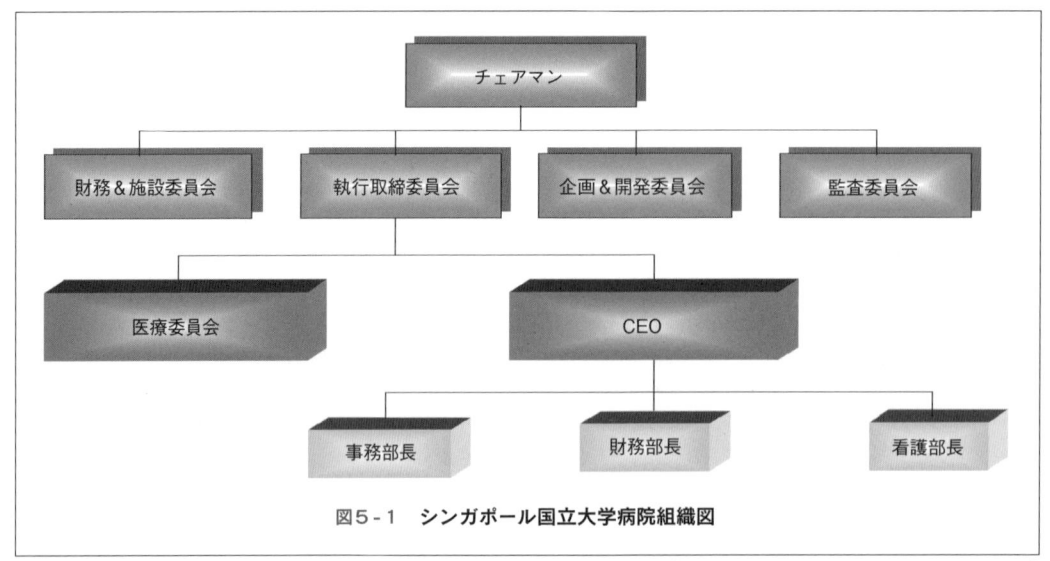

図5-1　シンガポール国立大学病院組織図

出典：Clare F.P.Chow-Chua et Mark Goh, "A quality roadmap of a restructured hospital"

## 4 ステークホルダーとの医療情報の交換とIT活用

　NUHでは、ステークホルダー（利害関係者）との医療情報の交換にITを活用している。たとえば、ホームページから患者が診療時間を予約したり、気軽にEメールで問い合わせをすることができる。患者＆ビジター用、医師・医療関係者用、求職者用、マスメディア用の窓も配置され、ウェブサイトへの訪問者の多様性に配慮した設計となっている。ステークホルダーを強く意識したウェブサイトづくりといえる。

　また、院内のどこからでも患者のカルテを24時間見ることができるコンピュータシステムが導入されている。患者がアレルギーを起こす薬の投与行為や、間違った処方量に対してアラームを鳴らす機能も搭載されている。一方、患者は自分のユーザーIDとパスワードをもらい、いつでもインターネットからアクセスすることができる。これによって患者は、病院への訪問履歴、診療記録、支払い明細、健康状態ごとにカスタマイズされた医療情報を見ることが可能となっている。家庭医も自分が病院へ送った患者の情報をインターネットから見たり、大学病院から継続的な医療教育プログラムや医療情報の提供を受けることができる。こうした卓越した利便性のため、同システムは、2003年の「アジアホスピタルマネジメント賞」を受賞している。医療委員会の委員長であるOng准教授は、ITの活用を今後とも病院運営や医療サービス提供の現場で役立てていきたいと力強く語っている。

　以上述べたことは「仕組み」の話であるが、最後に忘れてはならないことがある。それは、「人間の質」の問題である。病院における理事会メンバーであれ、院長であれ、経営に携わる人間の意識・行為は倫理的基準に合致したものでなければならない。真に素晴らしい病院とは、経営に携わる「人間の質」からしか生まれてこない。つまり、人間としての強い思いや高い志が根底になければならないのである。こうした「人間」と「仕組み」の両方がともに整えられ、機能的に融合することによって、望ましいホスピタル・ガバナンスが構築されるのである。

# 2 フランス・マルセイユ国立大学病院の事例

## 1 マルセイユとマルセイユ国立大学病院

　パリから800km南の地中海沿岸に、フランス第4の都市共同体であるマルセイユがある。マルセイユ市を中心に18の市町村が集まった総人口約100万人の大都市である。ここにマルセイユ国立大学病院グループ（AP-HM）があり、フランスで3番目に大きな国立大学病院グループを形成している。グループ内に5施設を擁し、総ベッド数は約3,600床、年間入院患者数は約12万人である。フランスではワークシェアリングが普及しているため、グループの職員数はフルタイム換算では約1万3,000人であるが、実際の職員数は約1万8,000人にのぼる。

## 2 マルセイユ国立大学病院のコミュニケーション部

　AP-HMには、コミュニケーション部というグループ内外の情報の発信・受信をする専門部署がある。同部署はグループの経営統括本部に設置され、グループのトップである総裁と綿密なコンタクトをとり、グループのスポークスマン的機能を担っている。AP-HMは自前でスタジオを設置し、コミュニケーション部を中心に院内でのテレビ番組の制作・放送を2005年6月21日から開始している。そして健康に関する情報や疾病予防のメッセージを配信している。2006年からは、地元テレビ局と共同してローカル番組で健康に関する情報の提供を行っている。

　AP-HMのコミュニケーション部は、医療コミュニケーションの専門家であるディレクターを中心にして、各種の専門性を持つ職員で構成されている（表5-2）。近年特にステークホルダー・ダイアログに注力しているようであったが、その取り組みは最終的には患者を意識したものであり、AP-HM職員をリードしていくためのものであるという。

　コミュニケーション部は2004〜2009年までの中期計画を立案・実施したが、その主な課題は、①内部コミュニケーションの改善、②外部へのコミュニケーション強化、③受付案内政策の新たな立案、④病院文化の推進、⑤オーディオ・ビジュアル部門の創設――の5つである。

　コミュニケーション部では、病院が提供する医療サービスに対して患者や市民から質問

等が寄せられた場合、5日以内に対応することを基本としている。対応にあたっては、病院トップやスタッフと綿密なコンタクトをとり、病院のスポークスマンとしての機能を担う。また、質問等の問い合わせの内容は分析し、必要に応じてイントラネットで院内に流通させるなど、患者や市民からのアイデアを病院経営に積極的に活かすための活動に力を入れている。

一方、情報の発信に関しては、日本の病院ではあまり実施したがらない診療評価指標の開示、たとえば死亡率や院内感染率等についての詳細な情報を、ウェブサイトで公開することに積極的である。また、広報誌をウェブサイトからダウンロードできるようにしている。

さらにコミュニケーション部は、病院経営に関して市民代表と直接的対話を行う「市民フォーラム」を開催する役割も担っている。市民フォーラムは病院経営に市民の意見を反映させるためのものであり、病院の経営計画の策定には必須のことと考えている。

このコミュニケーション部の事例は、今後の日本における病院情報システムの再設計に1つの示唆を与えるものである。求めるべき病院経営の透明性の向上に、ホスピタル・ガバナンスの実践形態であるステークホルダーの価値を創造するシステムの構築が大きく寄与していることに注目すべきである。

表5-2 コミュニケーション部の役職・担当

| 役職・担当 | 人数 |
| --- | --- |
| ディレクター | 1 |
| ディレクター補佐 | 2 |
| 内部コミュニケーション | 1 |
| 医療コミュニケーション | 1 |
| パブリック・リレーション | 1 |
| 新聞・雑誌・テレビ・インターネットコミュニケーション | 2 |
| 芸術監修 | 1 |
| コンピュータ・グラフィックデザイナー | 1 |
| テレビ番組・ビデオ制作・オーディオ・ビジュアル | 2 |
| フォトグラファー | 1 |
| 資料収集・整理 | 1 |
| データベース・情報管理 | 2 |
| ロジスティックス | 1 |
| 文化 | 1 |
| 受付 | 1 |
| 司会 | 1 |
| コミュニケーション部合計 | 20 |

## 3 コミュニケーションの意味

筆者が、ディレクター補佐の1人に、「コミュニケーション部にとってコミュニケーションとは何であり、どのようなことをしていかなければならないか」と質問したところ、次のような回答が得られた。

「AP-HMでは長い間、コミュニケーションとは『宣伝』という意味にとらえられていた。ところが、今や宣伝は短期的なもので、コミュニケーションは長期的なものと意識されている。したがって、コミュニケーションをするには『計画』を立てなければならない。また、コミュニケーションには、未来を予測する直感と考え抜く創造力が必要となる」

この回答から、同部署ではコミュニケーションを長期的なものと考えて計画を立案し、実行していくことに軸足をおいていることが読み取れる。後述するが、こうした考え方が、日本の病院における場当たり的なマスコミ対策とは違い、AP-HMとマスコミとの関係性のあり方に強い影響を与えているのである。

## 4 コミュニケーション部の考える透明性とディスクロージャーとは

次に、医療事故における透明性の確保とディスクロージャー（情報開示）について、コミュニケーション部の見解を同じくディレクター補佐に尋ねたところ、次のような回答が得られた。

「透明性の本質は、問題があったときに起こったことすべてを言い、コミュニケーションをとることにある。情報を与えることを拒否してはならない。問題が他者によって発覚する前に、先に自分から問題を言ったほうがよい。なぜなら、現代では秘密を隠し通すことはできず、いずれはマスコミがそれを暴くことになるからである。また、情報開示とは、聞き手が理解できるような要素を与えることである」

このように、AP-HMにとって透明性の本質は公開性にあり、情報を与えることなのである。また、問題を隠すことができない現代では、自ら率先して言うことが、リスクを回避する手段でもあると思われる。さらに、情報開示をするには、聞き手が理解できるように工夫しておかなければならない。

## 5 コミュニケーション部の評価指標

さらに、ディレクターにコミュニケーション部を評価するための透明性と情報開示度の指標について尋ねてみたところ、次のような回答が返ってきた。

「透明性を測定する指標はない。また、情報開示度を測定するには新聞記事の数や、マスコミとの会見時のジャーナリストの出席人数などが挙げられる。いずれにせよ、数値は重要であり、数値がなければ本質的なコミュニケーションもできない。数値を明確にすることはAP-HMの新たな傾向である」

透明性・情報開示度の指標をつくることは難しい。しかし、AP-HMのコミュニケーション部では、それらを数値化することに腐心していることが見受けられる。

フランス・マルセイユ国立大学病院の事例❷／美原記念病院の事例❸

# ❸ 美原記念病院の事例[*2]

## 1　美原記念病院の概要と理念

　財団法人脳血管研究所美原記念病院は、人口約20万人の群馬県伊勢崎市にある。同院は法人名のとおり脳血管の研究所が起源であり、急性期から回復期リハビリテーション病棟まで有する、脳卒中を主とした脳・神経疾患の専門病院で、介護老人保健施設、訪問看護ステーションを併設している（表5-3）。

表5-3　美原記念病院の概要

| 病床数 | 一般病棟45床<br>障害者施設等一般病棟45床<br>回復期リハビリテーション病棟99床 |
|---|---|
| 診療科目 | 神経内科、脳神経外科、整形外科、リハビリテーション科、内科、外科、放射線科、循環器科 |
| 職員数 | 317人（非常勤を含む） |
| 医業収入 | 27億円 |
| 外来患者数 | 130人／日 |

　同院の理念は「愛・和・学」で、そこには「患者さまには愛情を持って接し、スタッフ同士は互いに協力し合い、自分自身はレベルアップのために学びつづけ、地域の皆さまにより良い医療をサービスしよう」という願いが込められている。

　同院の美原盤院長は、かつてマネジメントスクールの講義にも参加していたことがあり、コーポレート・ガバナンスの病院への適用という話をすると、既に独自の見解を持たれていた。その後、筆者は同院を何度か訪問、そのガバナンス度が高いことを確認している。

　同院の組織（図5-2）は、幹部会議が経営の最高意思決定機関の位置づけで、その下に縦のラインとして事務部、看護部、診療科の各部署があり、また縦のラインを横断する共通事項の検討組織として、各種委員会と委員長の集まりである「マスタープラン委員会」が設けられている。幹部会議の上には理事会があり、理事会は評議員会と協力して幹部会議を監督している。

## 2　幹部会議による経営の点検

　幹部会議は、週1回開催される。メンバーは院長、施設長、会計課長、総務課長、医事

---

[*2] 本事例は、内田亨・逆瀬川明宏他「ホスピタル・ガバナンスとIT　第7回美原記念病院のガバナンス構造と情報開示」『最新医療経営フェイズ・スリー』2006年10月号に加筆・修正したものである。

課長、看護部長、事務部長の7名である。幹部会議では病院機能評価を活用し、評価項目のカテゴリー1の「病院組織の運営と地域における役割」について、週1回ディスカッションし、院長の経営にぶれがないかを点検している。

## 3 各種委員会とマスタープラン委員会による組織運営

各種委員会は1994（平成6）年に設置された。これは職員数の増加に伴い、院長1人では管理できなくなってきたので、縦割り的な従来組織に加えて、横断的な各種委員会を設けることによって管理することを考えたのである。各種委員会は17の委員会と2つのプロジェクトがあり、マスタープラン委員会によって全体的な観点で統括されることにより、組織横断的な運営を実現している。

## 4 理事会による審議・監督と評議員会による監視・助言

理事会は、幹部会議での戦略や重要事項の意思決定を審議する監督機能を持つ。理事会メンバーは理事長、院長、施設長、大学教授、国会議員等の合計9名の理事と監事2名で構成されている。

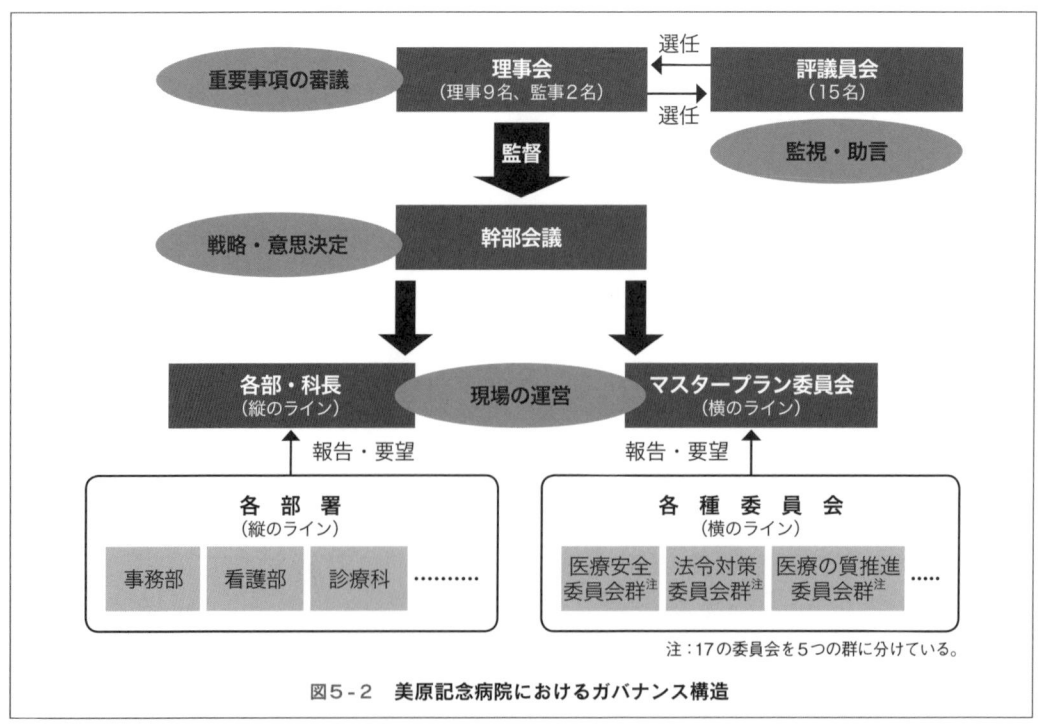

図5-2　美原記念病院におけるガバナンス構造

出典：「ホスピタル・ガバナンスとIT　第7回美原記念病院のガバナンス構造と情報開示」『最新医療経営フェイズ・スリー』、2006年10月号

また、評議員会は理事会が適正に機能しているかを監視し、必要な助言をする。評議員は独立性を保つため、外部メンバーによって構成されている。大学教授、会社役員、地元有識者、弁護士等と多様性に富んでおり、病院内部の論理だけに流されない、多角的な視点に立った監視・助言が行われることを担保している。

なお、理事会と評議員会の権限や機能は成文化されている。

## 5　ディスクロージャー推進の取り組み

### (1) 患者・地域住民へのディスクロージャー

同院では情報開示にあたり、医師をはじめ職員との同意に基づき、院内の掲示板に彼らの顔写真と名前を貼り出している。これは単に患者との親近感を深めることのみならず、医療サービスの充実や医療の質の維持・向上の大前提となるスタッフの責任感の醸成を狙ったものである。

2004 (平成16) 年に電子カルテを導入したことを契機として、情報開示度は大幅にレベルアップした。社団法人全日本病院協会が中心となって行っている「診療アウトカム」の調査にも参加し、医療業界全体における医療の質の充実にも意欲的に取り組んでいる。調査結果は、自院と他院の医療の質の違いを認識し、その改善に役立てている。院長にとって、医療の質に関する説明責任とは「診療アウトカムをデータで示す」ことにほかならない。院長が目指す診療情報の開示とは症例数だけでなく、たとえば脳卒中の予後（在宅復帰率、施設入所率、死亡率）や、病院が一般的に開示したがらない院内感染発生率にも及ぶ。

情報開示の推進は院長のリーダーシップの発揮によるところが大きいが、先に挙げた各種委員会のなかにある広報委員会の貢献も多大である。広報委員会の活動内容は、①院内報の発行、②院外報の発行、③ギャラリーでの個展企画、④院内掲示物管理、⑤ホームページの作成・編集——などであり、病院内外への情報開示に積極的に取り組んでいる。

また、患者図書室を開設し、患者に「学習の場」を提供することも検討している。この「学習の場」づくりは、患者が賢くなれば、医師の側ももっと勉強しなければならなくなるという、医療の質の向上へ向けての「そうせざるを得ない」仕掛けづくりでもある。

### (2) 職員へのディスクロージャー

院長は、2006 (平成18) 年度から経営指針を全員に配布し、病院経営の現状において何が問題であり、どのような課題があるのかを具体的に説明している。医療サービスの向上には職員一人ひとりの意識改革が必要であることから、現時点での同院の具体的な経営数値も含めた経営情報を開示することに本腰を入れだしたのである。

また、2004 (平成16) 年から通常の外部向けのホームページとは別に院内ホームページ

を開設し、情報の共有化を促進している。院内ホームページには、院内で起こっている出来事が情報として常にアップロードされているだけではなく、出張申請等の各種申請書もダウンロードできるなど、申請の利便化・簡素化にも活用されている。なお、経営指針は院内ホームページにも掲載されている。2006(平成18)年5月からは会議室の予約が院内ホームページ上でできるようになった。これからも院内ホームページは進化していくと思われる。

## 補節 最新事例研究 S病院の事例

## 1 病院の概念と理念

　S病院は関東圏の大都市にあり、一般病棟、回復期リハビリテーション病棟、療養型病棟を持っている総合病院である。同院は、二次救急指定を受け、医療・介護の充実を図り、また、倫理的思考も重視している。

## 2 組織変容の実践例

### (1) 組織運営のポイント

　病院組織は、医師をはじめとする専門職種の集まりである。組織的には理事長や病院長をトップに診療部門、看護部門、薬剤部や検査部、放射線科、リハビリテーション科、栄養科等からなる診療支援のコ・メディカル部門、さらには医事課、総務課等を含む事務部門などから構成されている。一般企業における組織との違いとしては、事務部門を除けば、ほぼ有資格者を中心とする専門職集団によって構成されているという特徴を有している。ここでは病院組織の特徴と、その組織変容についての実践的な取り組み事例を紹介する。

　まず、病院運営が組織的に行われるためには、意思決定の手順が明確にされ、決定された内容が病院内に速やかに伝達・周知されることが重要である。そのためにも会議・機構や委員会活動の各種規程の整備が必要とされ、病院職員は常に指揮命令系統を組織図により理解することが求められる。また、組織運営上の責任と権限を明確にするために、病院内の各部門・各担当者の業務内容を定めた職務分掌や職務規程の整備が必要不可欠である。一例を表5-4に記す。

### (2) 院是・基本理念と病院経営の目的・方向性の明示

　病院組織はその経営母体や規模、機能または地域性などによっても違いがある。その違いに関係なく、各病院はまずそれぞれの理念や基本方針を病院職員および病院を利用する患者や地域住民に対し明示する必要がある。それは、組織運営の方向性を示すうえでも、組織運営におけるガバナンス機能を確立させるうえでも大切な取り組みである。

表5-4　担当者の職務分掌・職務規程

| 担当者 | 職務規程 |
|---|---|
| 病院長 | 病院長は病院の統括管理者として病院業務全般の管理運営の責任を担う。 |
| 副院長 | 副院長は病院長を補佐するとともに、病院長に事故等があるときにはその職務を代行する。 |
| 事務長 | 事務長は病院長を補佐するとともに、病院内各部門と連携協力して病院の経営および運営の充実を図る。 |
| 看護部長 | 看護部長は看護部を統括して病院業務の円滑な遂行を図る。 |

出典：S病院内部資料

　次に、病院内の組織変容を進めるための基本的な取り組みとしては、病院の理念や基本方針と連動した病院経営の目的と方向性の明確化が挙げられる。図5-3に一例を記す。

| 院是 | 病める人に対し良き奉仕者たれ |
|---|---|
| 基本理念 | ・倫理心・生命尊厳を重んじ「全人的な医療」を提供する。<br>・誠心誠意、医療・介護を実践し「安心と満足」を提供する。<br>・地域の皆様と共存・発展し「喜びと幸せ」を共有する。 |

連　動

病院経営の目的・方向性
1. 既成概念にとらわれず、たえず新しい発想をしていこう。
2. 説明と同意のもとで、意思を尊重した利用者本位の医療・介護を実践する。
3. 医療人としての自覚のもと自己の向上に励み、心豊かな人材を育成する。
4. 地域の調和を大切にし、安心・信頼される医療・福祉・保健の総合施設を目指す。
5. 顧客(患者)の求めているものをたえず研究し、その実現に挑戦し顧客(患者)第一主義を徹底する。

図5-3　一般的な病院の院是・基本理念と病院経営の目的・方向性

出典：S病院内部資料

## (3) 組織変容推進のための中長期計画と院内情報共有

　組織変容推進のためには、病院経営に関する中長期(3～5年)の事業計画の立案および単年度ごとの事業計画と予算の作成が必要となる。たとえば、中長期事業計画に基づいてIT化の推進を実施するとなると、図5-4のように段階的な立案が必要となったが、それは中長期計画との連動性が重視された結果である。
　この事業計画や予算は、病院組織の最高意思決定機関である経営幹部による理事会・役員会等の承認を得て、病院内での経営会議や運営会議を通じて職員に対し周知徹底と情報

共有が図られる。その具体例を表5-5に記す。なお、事業計画の推進や予算の執行については定期的な評価・修正が求められる。

| 第1段階 | 院内LANシステム敷設および患者自動再来機の導入（2003〈平成15〉年〜） |
| 第2段階 | 一部オーダリング（診療予約）システム化（2005〈平成17〉年〜） |
| 第3段階 | フルオーダリングシステム化・電子カルテシステム導入（2007〈平成19〉年〜） |

図5-4　病院IT化推進5カ年計画（2003〈平成15〉年度〜）

出典：S病院内部資料

表5-5　職員への周知徹底と情報共有の具体例

| | 方法 | 注意すべき点 |
| --- | --- | --- |
| 1 | 病院全体の朝礼 | 職員の全員参加が難しいため伝達方法が重要となる。 |
| 2 | 各部門の朝礼 | 同上 |
| 3 | 院内LANの活用 | 日々の業務におけるメール連絡などの方法があるが、毎日のメール確認を怠るとスムーズな伝達が行えないことがある。 |
| 4 | 情報伝達ノートの活用 | 記載内容を確認したか、職員はサインを行う必要がある。 |

出典：S病院内部資料

## （4）組織変容推進のための委員会活動とプロジェクト活動

　病院経営の使命と目的を達成するための具体的な仕組みとして、また病院内の各部門が横断的なつながりを持つ場として、各種の委員会活動がある。この委員会活動が病院内で積極的に行われることは、各部門間の調整や内部牽制的な役割を果たすことにもつながり、病院のガバナンス機能を高める一助にもなる。

　ところで、病院内の委員会活動については医療安全対策委員会や感染症対策委員会など医療サービスの提供に直結するものと、労働安全衛生委員会や業務改善委員会など組織運営に関連するものに分けることができる。これらの委員会活動の参加者は一般的に、組織横断的に病院内の各部門を代表する職員によって構成されている。この委員会活動と並んで組織変容を進める取り組みとしては、病院内におけるさまざまなプロジェクト活動が挙げられる。特に近年、医療制度の改革に伴い、病院経営の命運にもかかわるような病床機能の変更や外来診療の専門特化など、病院機能の方向性についての選択が求められている。

こうした病院の課題に対して、実行期限と目的を明確に定めたプロジェクト（委員会および会議）を設けて取り組むことが増えているのである。

委員会やプロジェクト活動は従前の組織図上の指揮命令系統によるトップダウン的な手法とは違い、各部門のメンバーによる多職種協働型のチームで、病院組織に横櫛を入れる形で行われるケースが増えている。近年のチーム医療の普及など、組織運営に対する職員の意識変革の機運とも大きく関係していると言える。

プロジェクトの一例を表5-6に記す。

表5-6　一般的な病院プロジェクトの例

| 1 | 病院機能評価受審対策プロジェクト |
|---|---|
| 2 | DPC算定病院移行対策プロジェクト |

出典：S病院内部資料

## (5) 組織変容推進のための継続的な取り組み

病院組織がその構成員の意識変化などの内部要因と時代変化に伴う社会保障政策改革などの外部要因により変容することは、組織活動の活性化や健全性の確保、また継続性のためにも避けることはできない。そのためにも病院経営者は組織風土を認識したうえで、経営幹部と職員が組織運営の方針と目的について十分に自由闊達な議論ができる仕組みや職場環境の整備に努める必要がある。病院職員に経営指標などを開示して病院の経営状況を明らかにすることなども、コンプライアンス（法令遵守）の向上と併せて病院が組織変容するためのエンジンの役割を果たすことになる。開示すべき経営指標としては、表5-7のようなものが一般的であろう。

一方、病院は受診する患者に対して治療内容や病院機能について十分な説明責任を果たすことが求められる。

さらに、病院を利用する患者とそこで働く職員双方が診療機能や労働環境に満足すること

表5-7　職員に開示すべき経営指標一覧

| 1 | 月次入院・外来患者数 |
|---|---|
| 2 | 月次診療科・病棟別の保険請求点数 |
| 3 | 月次診療科・病棟別の診療行為別請求点数 |
| 4 | 月次診療科・病棟別の日当点 |
| 5 | 月次病棟別の病床稼働率・平均在院日数 |

出典：S病院内部資料

は、病院内部からも病院外部からも病院組織をより強固にし、常に変化する経営環境に耐えられる組織の構築へと導くことになる。これらの取り組みが継続して機能することによって病院組織に対する社会的信用が得られ、ガバナンス機能の確立につながるのである。

## 3 コンプライアンス経営への取り組み

### (1) リスク管理への第一歩

　ガバナンスを取り入れた病院経営の実践としてリスク管理があり、その重要な取り組みの1つにコンプライアンスがある。

　病院現場では医療提供のうえでも、また組織運営上からも、日々、さまざまなトラブルや問題の発生が想定される。こうした不測のトラブルや問題が起きてから慌てて対応するよりも、あらかじめ起こり得る事態をできるだけ想定し、実際に発生した時点で速やかに対処できる危機管理体制を整えておくことが望ましい。たとえば、病院でのリスクの種類を分類し危機管理体制を整備することで、事故や設備・機器故障をはじめ火災や地震等の防災まで含めたリスク管理が行え、リスクを回避することもできる。

　一般企業では、商取引上の契約などについて商法や税法に沿った専門の法務関連の部署を設け、コンプライアンス対策に取り組んでいる。これと同様に病院においても、法令遵守はあらゆるリスク管理の根幹に位置づけられる。病院運営において病院自体や医療従事者が遵守すべき法律は多岐にわたっている。医療法や薬事法、身分法である医師法などの医療関連法規はもとより、病院職員に関わる労働基準法、病院建物に関わる消防法や建築基準法などさまざまな法律によって明確に規定されている。病院運営において、職員はこれらの法律を熟知することが求められる。特に病院運営における法令遵守に関わるリスクとして、病院に医療法の開設許可事項に違反した行為などが認められた場合は、当該病院の開設許可が取り消されることもある。また、病院内で法令遵守の徹底を図るうえで、医療制度や医療政策の改正に伴い法令・法規の内容・解釈が変更され、それに伴い通知・通達が出される点にも注意しなければならない。たとえば、医療法も1948（昭和23）年の制定以来5回の改正を経ており、このような法改正において、病院では常に行政機関から出される通知や通達などの内容を的確に理解し、業務に反映させることが肝要となる。法令に関する知識不足から発生する業務上のリスクを防止するためにも、常に継続的な法令遵守への取り組みが必要である。そして、営利を目的としない公共的な病院運営においては、一般企業以上に法令遵守の手順や仕組みを構築することが求められる。法令遵守は医療提供上のみならず組織運営全般における危機管理の源泉となるといっても過言ではない。病院が医療提供や組織運営において抱えるさまざまなリスクを管理し、その低減を図ることは病院内の内部統制をより高める効果をもたらす。そのことは、病院を利用する患

者や地域社会での信頼を高めるためにも必要不可欠であり、法令遵守はまさにその第一歩と言える。

この法令遵守の認識不足により、保険医療機関指定取り消し処分などを受け、最終的には病院を閉鎖することになってしまった事例もある。

## (2) 医業収益との関連づけ

病院経営の根幹をなす医業収益の安定確保は重要な課題であるが、ここでは医業収益と法令遵守の関連性について触れることにする。

まず病院の基本的な収入である医業収益は入院収入と外来収入に分かれ、それは患者負担分を除いて、各都道府県の社会保険診療報酬支払基金および国民健康保険団体連合会から支払われることになっている。医業収益の支払いは、病院がすべての診療行為の対価として、診療報酬点数表に基づき算定したレセプト(診療報酬明細書)を保険者に請求することにより行われる。この診療行為に応じて請求された診療報酬点数は、全国一律に適用されているもので、公定価格とでも言うべきものである。病院や診療所などの医療機関がこの診療報酬点数に基づいた請求を行う場合には、規定された多くの規則を遵守する必要がある。とりわけ、保険医療機関としては施設基準や人員配置基準などの届出や点数算定条件を十分に理解しておかなければならない。病院内で診療報酬点数を取りまとめ、請求するのは医事課などであるが、診療報酬の仕組みや算定要件については、医師をはじめ看護師や薬剤師、放射線技師、検査技師などの病院スタッフが理解を深めることが求められている。特に重症な患者の診療報酬などは高額になるため、医師を中心に関係するスタッフが病名やその診療内容を十分に確認・点検する必要がある。現在、多くの病院では保険診療委員会などを設け、医師を中心に定期的なレセプト請求内容の点検・確認作業を行っている。一般的な病院の保険診療委員会では、表5-8のような活動を行っている。

次に、法令遵守の観点から注意すべき点を挙げると、病院から請求された診療報酬はそれぞれの保険者による明細書の審査を経て支払われることである。つまり、明細書に不備や不整合な点があれば修正確認をし、再請求ができる返戻と再請求ができない査定などを行う保険者による審査制度がある。このため、病院内での診療行為の内容を診療記録に的確に明記することや、病院のオーダリングシステム上での正しい電算入力が求められる。誤った算定条件の理解や誤入力による返戻・査定を防止することや、施設基準・人員配置基準に関する認識の欠如による多額な返還金等の発生を防ぐうえからも、医療保険制度と診療報酬制度を十分に理解して正しい知識を養うことが必要である。このため、一般的な病院では、表5-9のような活動をしている。

法令遵守の思想を病院内に浸透させることは経営の要である医業収益を適正に確保し、経営基盤をより強固なものにし、ガバナンスの確立を促すことになるのである。

表5-8 保険診療委員会の活動状況

| 構成員 | 病院長および副院長等の幹部医師、各診療科部長、診療情報管理室職員、医事課職員、必要に応じて看護部およびコ・メディカル職員 |
|---|---|
| 目的・機能 | 病院における保険診療および保険請求業務全般を適正に遂行するための監理を行う |
| 委員会活動の頻度・時間 | 月次定期開催、時間は業務終了後等の1時間程度 |
| 委員会活動の内容 | レセプト返戻・過誤対策、DPC算定諸対応(DPC算定病院)、保険診療および保険請求情報の共有と対応 |
| 最近のテーマ | 診療報酬請求漏れ防止対策における「指示出し、指示受け」の確認、特に緊急時および口頭指示のルール確認等について |

出典:S病院内部資料

表5-9 一般的な病院における正しい診療報酬算定対策

| 受付等窓口対策 | 毎月の健康保険証の内容確認を徹底する。 |
|---|---|
| 保険請求対策 | 高額な診療報酬明細書については、主治医等担当医師が患者の症状詳細記録を明細書に添付する。 |
| 返戻・査定対策 | 返戻・査定の対象となった内容を確認し、その情報を病院内で共有し、その対策を講ずる。 |

出典:S病院内部資料

## (3)病院内部統制への展開

近年、医療機関を取り巻く社会環境は大きく変化してきており、医療機関を利用する患者の意識も変化している。この背景には、医療機関の提供する医療そのものが「医療サービス」として一般的な企業活動におけるサービスモデルと同様に捉えられる傾向が出てきたことと、患者の権利意識の高揚などが考えられる。また、個人情報保護法や公益通報者保護法の施行による社会における遵守意識の高まりなども、その背景要因の1つに挙げられる。このような社会環境や患者意識の変化に対応するために、病院では運営の理念や目的を明確にすることや、運営組織を強固なものにして病院機能が十分に発揮できる体制を確立することが求められる。そうした取り組みとして病院内部統制がある。

ところで、内部統制や統治という言葉を聞くと、組織の上層部からの指揮命令系統による管理強化を思い浮かべる。しかし、ここで言う病院内部統制とは、病院組織の特徴としての専門的で独立的な各部門に対し、従来の縦型の指揮命令系統を活かしながら部門間に横櫛を入れ、各部門を横断する連携・調整の仕組みを設けることが病院組織の活性化と健全化の入口でもあることを意味している。ここで、これらの部門管理の取り組みを病院内部統制へのステップとしたS病院の事例を紹介する。

昨今は、病院においてもチーム医療や多職種協働による医療の提供が話題になっている。

チーム医療の実践は、クリニカルパスの作成や業務手順などの整備がなされていなければ困難である。S病院では病院内部統制への足がかりとして、まず部門管理の重要性に着目した。各部門の責任者が参加する病院運営会議において、各部門それぞれの月次診療実績や配置職員数、入退職職員の状況、月次の重点目標、ほかの部門への連絡・要望事項等を部門管理シートにまとめて事前に配布した（表5-10）。そのうえで各部門の責任者に報告してもらった。これには部門管理についての意識づけはもちろん、部門間における情報共有を促進させる狙いがある。現在、当院では各部門内の規律が比較的醸成されていたこともあり、部門管理シートなど、ツールを利用した取り組みはスムーズに行われ、院内連携の活性化にもたいへん役立っている。

このように病院内の部門管理の仕組みを利用することで部門間の理解が得られ、それが部門相互の業務のチェック機能として自然な形で内部牽制効果を果たすことになる。これが、病院内部統制へと展開していくのである。この事例のように法令遵守による病院内部統制の確立には、病院組織とその機能を活性化させる仕組みと、業務を通じて職員の意識づけを深めるさまざまな仕掛けが必要となる。

表5-10　部門管理シートの記載内容の例

| | |
|---|---|
| 1 | 各部門の月次診療実績（保険請求点数または症例数、手術件数、検査件数、CT・MRI等の件数、その他係数処理可能な診療実績） |
| 2 | 各部門の配置実働職員数と月次入退職者状況の報告 |
| 3 | 各部門の月次重点目標 |
| 4 | 各部門の月次ヒヤリ・ハット発生件数とリスク発生状況の報告 |
| 5 | 他の部門への連絡・要望等、情報共有事項の伝達 |

出典：S病院内部資料

## (4) 委員会活動による職員の意識向上

病院経営にガバナンス機能を有効に働かせる具体的な取り組みとして病院内での委員会活動がある。病院内の委員会活動は、職場における労務管理や設備の安全管理、また病院が提供する医療の質を高めるうえでも大きな役割を持っている。なかでも、労働安全衛生委員会や医療安全対策委員会、院内感染防止委員会、医療ガス安全管理委員会などの委員会の設置と活動は法令等で義務づけられている。

これらの委員会は病院内の各部門から選任された委員により構成されており、それぞれの部門内から提案される課題について、部門の枠にとらわれない討議が行われる。各部門を越えた業務協力が推進されることはチーム医療の実践でもあり、病院業務の円滑化や効率化にも寄与する。

次に、委員会活動によって職員のスキルやモチベーションの向上を図り、ガバナンス効果を醸成させた病院の事例を挙げる。それは、病院職員からの人望とリーダーシップのある医師を研修教育委員会の委員長に選任して、外部研修や内部研修への積極的な参加を奨励した事例であり、環境面での支援として職員が研修に参加しやすいように業務時間や要員をやりくりすることを可能にしたり、研修教育予算についても年次予算化を行った。特に病院の全職員を対象とする医療安全管理や感染対策管理、防災対策などの研修会については、近隣の公共施設のホール等を借りて土曜日の午後や病院の全体行事に合わせて開催するなど、できるだけ多くの職員が参加できるように工夫した。さらに、同病院も属する医療法人の各病院、事業所が参加して、毎年グループ全体の学術研究会を開催した。それぞれの医療・介護現場での業務に基づいた研究発表が行われることで、職員の「学び」への姿勢が高まり、日々の業務への反省と理解もよりいっそう深まっている。

病院がこのような委員会活動や研修教育、学術研究を実践することは、病院業務のルールや仕組み、手順を通じた職員の継続的な業務評価をも可能にしている。そして、職員が多くの委員会活動や研修教育活動を通じて得た成果を毎日の病院運営に活用することにより、業務の活性化や医療の質の向上にも寄与している。

## (5) 情報管理体制の確立と運用

IT化に翻弄される社会のなかで、病院も情報管理体制の確立とその適切な運用に真剣に取り組む必要に迫られている。近年、症例数や手術件数などの診療実績などの公開が進み、また個人情報保護法などを背景とした患者の権利意識の高揚により診療記録の開示請求も増加している。特に診療記録の開示については、病院内で診療記録開示委員会などを設け、仕組みや手順を整えることが求められる。また、診療情報の公開などの動きに対応して、経営者側は医師やスタッフに対し診療記録の適正な記載や管理の方針を明確にする必要がある。今後、患者が病院を選ぶ際の材料にするために、診療情報の開示要求は社会的にますます高まることであろう。そういうなかで、診療実績などの情報公開は、病院の提供する医療の質の評価にも直結するものであり、病院経営の方向性にも影響を与えかねない。したがって、診療実績を適切に公開するためにも、病院内部での情報管理体制の確立とその円滑な運用が重要性を帯びてくるのである。なお、一般的な病院で公開している診療実績は表5-11のようなものである。

病院の情報管理体制で柱となるのは、患者情報を主とする診療記録の管理である。そのためには、診療記録管理委員会などで診療記録や付随する各種帳票・記録類の管理の仕組みと手順を明確にする必要がある。特に現在の診療記録の管理体制は紙ベース管理と電子カルテ管理に分かれるので、電子化の進捗状況により情報管理の手法や体制にも大きな違いが生じている。たとえば、フルオーダリングシステムによる電子カルテシステムが導入されているDPC算定病院では、診療情報を専門に管理しコーディングを行う診療情報管

理士を配置した診療情報管理の部署を設ける必要がある。診療情報管理の部署では病院で集積された医療情報の管理・分析を行うとともに、システムダウンに備えたサーバー等の機器管理や、オーダリング端末を利用する職員に対する定期的なパスワード管理が求められる。なお、これらの情報システムの管理規程等の整備についての詳細は、厚生労働省より「医療情報システムの安全管理に関するガイドライン」が出されているので参照されたい。

表5-11　一般的な病院で公開している診療実績

| 各種の疾病症例数 |
| --- |
| 各種の手術件数 |
| 平均在院日数 |
| 紹介件数 |

出典：S病院内部資料

次に、病院の情報管理体制の確立および運用の基本的な取り組みとして、職員に対する守秘義務の徹底や情報管理規程の理解、情報漏洩防止対策についてのコンプライアンス教育の実施が挙げられる。もともと、病院では患者のプライバシーの保護などに配慮してきたが、個人情報保護法が施行されたことにより、患者の個人情報の取り扱いについては利用目的の明示などを適切に行う必要がある（表5-12）。

表5-12　個人情報取り扱いの注意点

| | |
|---|---|
| 1 | 病院内での個人情報保護規程を整備する。特に守秘義務等については就労中はもとより、退職後も含めた契約書等を取り交わす必要がある。 |
| 2 | 院内掲示で事前に利用目的の公表を行う（黙示による同意）。 |
| 3 | 個人情報の第三者への提供に関する事前同意を得る。 |

出典：S病院内部資料

加速するIT化社会のなかで大量の情報処理が迅速に行えるようになった半面、情報漏洩のリスクも増大している。この情報漏洩防止や守秘義務の遵守対策からも、病院にとって職員の情報管理に対する意識啓発は大きな課題になる。病院が情報管理体制を確立させるためには情報管理の部署を設けるだけでなく、その具体的運用面での取り組みとして情報管理委員会などを設けて職員に対する継続的な情報管理に関する研修などを行うことも重要である。一例として、一般的な病院の情報管理委員会の概要について表5-13に記す。

ところで、病院内での日常業務を通じて、患者の診療に関わる情報は多くの部門で発生し、取り扱われる患者情報は膨大な量となる。それらの情報については従来、病院内の部門ごとに管理されることが主で、患者ごとに統合された管理には至っていない病院が多かったが、近年、患者の診療に関わる情報を統合して管理・活用する病院が増加している。つまり、病院内でもIT活用が多角的に行われ、そのことにより診療情報の集積・分析・活用の幅が大きく広がっている。たとえば、疾患別または診断群別の平均在院日数や平均医療費などの情報を統合・分析した各種の統計資料や、医療の質に関係する情報としての

表5-13　S病院の情報管理委員会の概要

| 構成員およびバックグラウンド | 院長もしくは副院長（病院幹部医師）、看護部長、事務長、診療情報管理室、情報管理室、電算管理室等の情報管理部門長、病院各部門コ・メディカルスタッフ等。 |
| --- | --- |
| 機能・役割 | 病院内における情報管理全般と情報機器管理を審議する。 |
| 委員会活動の内容および頻度 | パスワード管理状況や情報機器管理状況報告を行い、病院内の情報管理の課題を共有する。委員会は月次開催。 |
| 会合内容の具体例（2010年3月会合） | 情報管理全般について新年度の方針・課題の検討を行う。 |

出典：S病院内部資料

クリニカル・インディケーター（臨床指標）の作成なども病院現場では積極的に行われている。

　高度情報化社会の今日、病院にとって情報管理体制の確立とその適切な運用は、自院の持つ機能や役割、また診療情報などの医療情報や経営情報を患者・家族や地域社会、そしてそこで働く職員に的確に開示することにより、病院の社会的認知度と信頼度を高めガバナンス機能を増すことにつながる。

# 参考文献

〈英文〉

Linda Collins and Sam Usher, "Project PASCALEA - public and stakeholder consultation in developing high-profile corporate environmental strategy", Corporate Social Responsibility and Environmental Management, June 2004; 11 (2): 95-102

John R. Combes, "Answering the Call for Exceptional Governance" Trustee, February 2007; 60 (2): 30-36.

R. Edward Freeman, Strategic Management: A Stakeholder Approach, (Pitman Series in Business and Public Policy), Pitman Publishing, 1984

Michael S. Hendryx, Melissa M. Ahern, Nicholas P. Lovrich, and Arthur H. McCurdy, "Access to health care and community", Health Services Research, February 2002; 37(1): 85-101

W. Isaacs, Dialogue and the Art of Thinking Together, Doubleday: New York 1999

D. Ernest Klein, A comprehensive Etymological Dictionary of the English Language, Elsevier Publishing Company, 1966

S.Y. Lee, J.A. Alexander, and G.J. Bazzoli, "Whom do they serve? Community responsiveness among hospitals affiliated with health systems and networks", Medical Care, 2003; 41(1): 165-79

Samuel L. Odle, "Better Governance Begins with Greater Board Diversity", Trustee, May 2007; 60(5)

C.R. Steinberg and R.J. Baxter, "Accountable communities: How norms and values affect health system change", Health Affairs, 1998; 17 (4): 149-157

A. Swift, D.L. Owen, and C. Humphrey, "The Management Information Systems Dimensions of Social Accounting and Accountability", Chartered Institute of Management Accountants Research Report, 2001

World Business Council for Sustainable Development, Stakeholder Dialogue: The WBCSD's Approach to Engagement, 2002

〈和文〉

伊丹敬之『日本型コーポレートガバナンス――従業員主権企業の論理と改革』日本経済新聞社、2000年

伊藤秀史『日本の企業システム』東京大学出版会、1996年

内田亨・逆瀬川明宏・高橋謙治他「ホスピタル・ガバナンスとIT」『最新医療経営フェイズ・スリー』日本医療企画、2007年6月号

汪志平『企業形態要論』中央経済社、2001年

オルシニ・フィリップ・内田亨・逆瀬川明宏他「ホスピタル・ガバナンスとIT」『最新医療経営フェイズ・スリー』日本医療企画、2006年12月号

小島愛『医療システムとコーポレート・ガバナンス』文眞堂、2009年

近藤誠一「グッドガバナンス」『OECDニュースリリース』、1999年

佐久間信夫・出見世信之『現代経営と企業理論』学文社、2001年

品川正治・牛尾治朗『日本企業のコーポレート・ガバナンスを問う』商事法務研究所、2000年

田中正継「日本のコーポレート・ガバナンス──構造分析の観点から」『経済探究の視点シリーズ第12号』経済企画庁経済研究所、1998年

田村達也『コーポレートガバナンス──日本企業再生への道』中公新書、2002年

土屋守草・岡本久吉『コーポレート・ガバナンス論──基礎理論と実際』有斐閣、2003年

寺本義也・西村友幸・坂井種次『日本企業のコーポレートガバナンス』生産性出版、1997年

寺本義也・坂井種次・金元沢他『新版　日本企業のコーポレート・ガバナンス』生産性出版、2002年

中村金夫・奥島孝康「日本コーポレート・ガバナンス・フォーラム」案内書、1994年11月

西村周三『医療経営白書2009年度版』日本医療企画、2009年10月

ブライアン・エイベル＝スミス著、多田羅浩三・大和田健太郎訳『英国の病院と医療1800－1948』保健同人社、1981年

本間正明「コーポレート・ガバナンス」(やさしい経済学)『日本経済新聞』、1994年2月5～11日

「米国型企業統治を導入　商法改正へ法制審部会、要綱案を決定」『朝日新聞』朝刊、2002年1月17日

日本コーポレート・ガバナンス・フォーラム「新コーポレート・ガバナンス原則」(日本コーポレート・ガバナンス・フォーラム2006年12月15日公表資料)

「攻めの対話力」『日経エコロジー』日本経BP社、2006年8月号

「社外の視点必要」『日本経済新聞』、2005年10月24日

**編著者**

### 内田　亨（うちだ・とおる）
（第1章、第2章、第3章、第4章2節、第5章）

**西武文理大学 サービス経営学部健康福祉マネジメント学科 准教授**

1985年、中央大学文学部卒業。早稲田大学大学院アジア太平洋研究科修士課程修了、経営学修士（MBA）。早稲田大学大学院アジア太平洋研究科博士課程修了、博士（学術）。ライオン株式会社、ライオン歯科材株式会社、日本ロシュ株式会社、ロシュ・ダイアグノスティックス株式会社、Ecole de Management de Lyon(リヨン経営大学)非常勤講師、早稲田大学経営品質研究所客員研究員を経て現職。新経営革新研究会代表。主な研究テーマは、フランスの大学病院の経営、組織間マネジメント、日仏経営比較など。

**著者**

### 逆瀬川　明宏（さかせがわ・あきひろ）
（第2章3節、第4章、第5章3節）

**株式会社システムフロンティア 常務取締役**

1982年、早稲田大学社会科学部卒業。月島機械株式会社入社。管理部、情報システム部、経営企画室にて職務を経験し、2002年7月、同社退職。2002年8月、株式会社システムフロンティア入社。2003年5月、取締役就任。2010年6月より常務取締役として経営企画室、経理部、総務人事部、教育部、技術部、品質管理部、システム管理室の推進責任者を担当。新経営革新研究会所属。中小企業診断士、経営倫理士。主な研究テーマは組織的経営の実践。

### Philippe ORSINI（フィリップ・オルシニ）
（第3章1節）

**日本大学大学院 グローバル・ビジネス研究科 准教授**

1988年、Ecole de Management de Lyon（リヨン経営大学）修了（経営学修士）。1994年、高等師範学校（Ecole Normale Supér-ieure Fontenay-Saint-Cloud）、社会科学高等研究校（Ecole des Hautes Etudes en Sciences Sociales, EHESS）およびパリ第8大学修了（社会学修士）。1997年、早稲田大学大学院商学研究科修了（商学修士）。2002年、慶應義塾大学経済学研究科博士課程満期退学。在日フランス大使館経済部、日仏貿易株式会社、三菱総合研究所独立コンサルタント、慶應義塾外国語学校非常勤講師、フランス外務省を経て現職。主な研究テーマは日仏経営比較、在日フランス企業、国際経営など。

**『医療経営士テキストシリーズ』 総監修**

### 川渕　孝一（かわぶち・こういち）

1959年生まれ。1983年、一橋大学商学部卒業後、民間病院を経て、1986年、シカゴ大学経営大学院でMBA取得。国立医療・病院管理研究所、国立社会保障・人口問題研究所勤務、日本福祉大学経済学部教授、日医総研主席研究員、経済産業研究所ファカルティ・フェローなどを経て、現在、東京医科歯科大学大学院教授。主な研究テーマは医療経営、医療経済、医療政策など。『第五次医療法改正のポイントと対応戦略60』『病院の品格』（いずれも日本医療企画）、『医療再生は可能か』（筑摩書房）、『医療改革～痛みを感じない制度設計を～』（東洋経済新報社）など著書多数。

# REPORT

# REPORT

医療経営士●上級テキスト5
## 医療ガバナンス──医療機関のガバナンス構築を目指して

2010年11月5日　初版第1刷発行

| | | |
|---|---|---|
| 編　　著 | 内田　亨 | |
| 発 行 人 | 林　　諄 | |
| 発 行 所 | 株式会社 日本医療企画 | |

　　　　　　〒101-0033　東京都千代田区神田岩本町4-14　神田平成ビル
　　　　　　TEL 03-3256-2861（代）　　http://www.jmp.co.jp
　　　　　　「医療経営士」専用ページ　http://www.jmp.co.jp/mm/
印 刷 所　　図書印刷 株式会社

©TORU UCHIDA 2010, Printed in Japan
ISBN978-4-89041-932-6 C3034　　　定価は表紙に表示しています
本書の全部または一部の複写・複製・転訳載等の一切を禁じます。これらの許諾については小社までご照会ください。

# 『医療経営士テキストシリーズ』全40巻

## 初 級・全8巻
(1) 医療経営史――医療の起源から巨大病院の出現まで
(2) 日本の医療行政と地域医療――政策、制度の歴史と基礎知識
(3) 日本の医療関連法規――その歴史と基礎知識
(4) 病院の仕組み／各種団体、学会の成り立ち――内部構造と外部環境の基礎知識
(5) 診療科目の歴史と医療技術の進歩――医療の細分化による専門医の誕生
(6) 日本の医療関連サービス――病院を取り巻く医療産業の状況
(7) 患者と医療サービス――患者視点の医療とは
(8) 生命倫理／医療倫理――医療人としての基礎知識

## 中 級[一般講座]・全10巻
(1) 医療経営概論――病院の経営に必要な基本要素とは
(2) 経営理念・ビジョン／経営戦略――経営戦略実行のための基本知識
(3) 医療マーケティングと地域医療――患者を顧客としてとらえられるか
(4) 医療ITシステム――診療・経営のための情報活用戦略と実践事例
(5) 組織管理／組織改革――改革こそが経営だ！
(6) 人的資源管理――ヒトは経営の根幹
(7) 事務管理／物品管理――コスト意識を持っているか？
(8) 財務会計／資金調達(1)財務会計
(9) 財務会計／資金調達(2)資金調達
(10) 医療法務／医療の安全管理――訴訟になる前に知っておくべきこと

## 中 級[専門講座]・全9巻
(1) 診療報酬制度と請求事務――医療収益の実際
(2) 広報・広告／ブランディング――集患力をアップさせるために
(3) 部門別管理――目標管理制度の導入と実践
(4) 医療・介護の連携――これからの病院経営のスタイルは複合型
(5) 経営手法の進化と多様化――課題・問題解決力を身につけよう
(6) 創造するリーダーシップとチーム医療――医療イノベーションの創発
(7) 業務改革――病院活性化のための効果的手法
(8) チーム力と現場力――"病院風土"をいかに変えるか
(9) 医療サービスの多様化と実践――患者は何を求めているのか

## 上 級・全13巻
(1) 病院経営戦略論――経営手法の多様化と戦略実行にあたって
(2) バランスト・スコアカード
(3) クリニカルパス／地域医療連携
(4) 医工連携――最新動向と将来展望
(5) 医療ガバナンス――医療機関のガバナンス構築を目指して
(6) 医療品質経営――患者中心医療の意義と方法論
(7) 医療情報セキュリティマネジメントシステム(ISMS)
(8) 医療事故とクライシス・マネジメント
(9) DPCによる戦略的病院経営――急性期病院に求められるDPC活用術
(10) 経営形態――その種類と選択術
(11) 医療コミュニケーション――医療従事者と患者の信頼関係構築
(12) 保険外診療／附帯事業――自由診療と医療関連ビジネス
(13) 介護経営――介護事業成功への道しるべ

※タイトル等は一部予告なく変更する可能性がございます。